EVA ASSELMANN

Easy Relax

EVA ASSELMANN

Easy Relax

Raus aus der **Stressfalle**
in 20 Sekunden

ARISTON

Bibliografische Information der Deutschen Bibliothek

Die Deutsche Bibliothek verzeichnet diese Publikation in
der Deutschen Nationalbibliografie; detaillierte bibliografische Daten
sind im Internet unter www.dnb.de abrufbar.

MIX
Papier | Fördert gute Waldnutzung
FSC® C083411

Penguin Random House Verlagsgruppe FSC® N001967

2. Auflage

Umschlaggestaltung: wilhelm typo grafisch
Cover- & Autorinnenfoto: Jens Gyarmaty
Satz: Satzwerk Huber, Germering
Druck und Bindung: CPI books GmbH, Leck
Printed in the EU

ISBN: 978-3-424-20283-0

Inhalt

EASY RELAX – einfach entspannt!

Du fühlst dich im Alltag oft gestresst? Du wünschst dir, mit beruflichen und privaten Herausforderungen gelassener umzugehen und entspannter zu sein? Immer wenn es darauf ankommt, machen dir Herzrasen und Hitzewallungen einen Strich durch die Rechnung?

Stress verursacht Anspannung, die wiederum das Stresslevel noch weiter pusht. Zwei Treiber, die sich wechselseitig verstärken. Die Folge? Unser Stresspensum wächst, flaut nicht mehr ab und beeinträchtigt mit der Zeit nicht nur unser Wohlbefinden, sondern erhöht auch das Risiko für zahlreiche körperliche und psychische Erkrankungen.

Du möchtest gern etwas ändern, hast schon alles probiert? Nichts hat geholfen? Die Entspannungstechniken, die du bislang getestet hast, dauern dir alle zu lange?

Dieses Buch gibt dir ein absolut alltagstaugliches Anti-Stress-Tool an die Hand: Mit EASY RELAX kannst du in 20 Sekunden blitzschnell, gezielt und intensiv entspannen, sobald allererste Anzeichen körperlicher und mentaler Anspannung auftauchen. Du löst den Druck, bevor die Stressfalle zuschnappt.

EASY RELAX basiert auf der Technik der »Angewandten Entspannung«, einem innovativen Verfahren, das ursprünglich in der kognitiven Verhaltenstherapie entwickelt wurde und stressbedingte Probleme effektiv verringern kann,[1] darunter Angst, Niedergeschlagenheit, Reizbarkeit, Nervosität und Unruhe, Spannungskopfschmerzen und Migräne, Nacken- und Rückenschmerzen, Schlafstörungen, Tinnitus und, und, und … Die Wirksamkeit der Technik wurde wissenschaftlich vielfach bestätigt. Damit steht dir nicht nur ein effektives, sondern auch ein professionell erprobtes Tool zur Verfügung.

In Teil 1 des Buches erfährst du, was Druck und Anspannung mit Psyche und Körper machen und an welchen Stellschrauben du drehen kannst, um der Stressfalle frühzeitig zu entkommen.

In Teil 2 findest du eine ausführliche Step-by-Step-Anleitung, wie du die EASY-RELAX-Technik zu Hause ganz einfach erlernen kannst. Alle Entspannungsschritte werden anschaulich erklärt. Anleitungstexte zum Einsprechen oder wechselseitigen Vorlesen ermöglichen dir, sofort mit dem Üben zu starten.

In Teil 3 bietet EASY RELAX PLUS ein Kurzcoaching zum erfolgreichen Stressmanagement – von Pausen machen bis Grenzen setzen. Erprobte Strategien, die du nach deinem ganz individuellen Bedarf einsetzen kannst.

Teil 4 hält Vorlagen für Entspannungs- und Stresstagebücher für dich bereit, mit denen du dein Stressverhalten und deine Trainingserfolge tracken kannst.

Lass dich ein auf den Weg aus dem Stress, probiere aus, was zu dir passt, und freue dich auf mehr Entspannung in der Zukunft – und damit mehr Lebensqualität und Raum für deine persönlichen Ziele und Träume!

All about stress

Was Stress mit uns macht

»Weiter, höher, schneller – im Sport ständige Motivation, im Alltag Vorstufe zum Burn-out.«

Helmut Glaßl, Aphoristiker

»Keine Zeit – bin im Stress!« So oder so ähnlich könnte die Headline zu unserem Alltag oft aussehen. Stress ist ein Massenphänomen unserer Zeit. Er betrifft uns alle – deswegen liest du vermutlich auch dieses Buch. Häufig betrachten wir Stress als ein lästiges Übel von außen, dem wir als passive Opfer hilflos ausgesetzt sind. Doch das stimmt so nicht! Auch wenn sich Stress nicht gänzlich vermeiden lässt, können wir einiges dafür tun, damit er im Alltag nicht die Oberhand gewinnt. Es gibt wirksame Techniken, mit denen du der Stressfalle entkommen kannst. Um sie geht es in diesem Buch.

Stress als Überlebensprinzip

Es mag seltsam klingen, doch Stress ist nicht grundsätzlich schlecht, sondern gut, ja sogar überlebenswichtig! Er sorgt dafür, dass unser Körper alle seine Kräfte bündelt, damit wir die Anforderungen, die uns begegnen, auch tatsächlich bewältigen können. Denken wir nur an den berüchtigten Säbelzahntiger, auf den unsere Vorfahren in Windeseile reagieren mussten, um zu überleben. Stress beflügelt uns, treibt uns zu Höchstleistungen an, allerdings – und auch das ist wahr – nur bis zu einem gewissen Punkt.

Problematisch wird Stress, wenn er zu stark wird, zu oft auftritt oder langfristig anhält. Und das ist in unserer ambitionierten Leistungsgesellschaft bekanntlich die Regel und nicht die Ausnahme: Nonstop werden wir mit Informationen, Aufgaben und Problemen geflutet. Der Strom reißt einfach nicht ab, und so hat unser Körper keine Chance mehr, seinen Akku wieder aufzuladen. Irgendwann sind die Ressourcen aufgebraucht und unsere Energiespeicher leer. Chronische Erschöpfung, körperliche Erkrankungen und psychische Störungen können die Folge sein. Im schlimmsten Fall brennen wir vollständig aus, bis gar nichts mehr geht.

#read more: »Burn-out: Wenn nichts mehr geht«, Seite 124.

Wissen to go

Immer mehr Menschen fühlen sich gestresst!

Das bestätigen auch die Ergebnisse einer repräsentativen Studie, die kürzlich in Deutschland durchgeführt wurde:[2] Während 2013 noch ein Fünftel der Befragten angab, häufig gestresst zu sein, war es 2021 bereits ein Viertel. Der Stresspegel nahm bei Männern besonders stark zu, insgesamt fühlen sich Frauen aber gestresster. Jeder fünfte Mann klagt inzwischen über extremen Stress – und sogar jede dritte Frau!

Als Wurzel allen Übels nennen die Befragten meist Ausbildung oder Arbeit (47 %), gefolgt von hohen Ansprüchen an sich selbst (46 %) und Krankheit ihrer Liebsten (30 %). Gerade der letzte Punkt nahm im Zuge der COVID-19-Pandemie Fahrt auf. In der Kategorie »häufige Stressursachen« stehen familiäre Konflikte (26 %), die ständige Erreichbarkeit durch Smartphone und Social Media (25 %), zu viele Termine (24 %), Pendeln und Verkehr, Haushalt, Kindererziehung, finanzielle Sorgen und die Pflege von Angehörigen ganz oben. Im

Vergleich zu Männern fühlen sich Frauen wesentlich gestresster durch perfektionistische Ansprüche an sich selbst, Konflikte im Familienkreis und Care-Arbeit.

Stressfaktor Nummer eins ist für viele also die Arbeit. Nur logisch also, dass sich Erwerbstätige vermehrt gestresst fühlen und der Stresspegel erst nach dem Renteneintritt absinkt. Besonders alarmierend: Stressgeplagten geht es gesundheitlich deutlich schlechter als entspannten Menschen – ein Zusammenhang, der mit dem Alter zunimmt.

Fazit: Es lohnt sich daher, das Stressproblem frühzeitig anzugehen, ehe die gesundheitlichen Folgen eskalieren.

Im Außen: Was uns stresst

Stress entsteht in Situationen, die uns gefühlt oder tatsächlich überfordern. Er wird durch äußere Reize wie Hitze, Kälte, Nässe oder Lärm ausgelöst, ebenso durch körperliche Empfindungen wie Hunger, Durst oder Schmerzen. Besonders belastend wirken kann Stress in Form von Zeitdruck und Überforderung, bei Jobverlust, finanziellen Nöten oder Wohnungslosigkeit sowie bei Konflikten, Mobbing, Einsamkeit, Liebeskummer oder dem Tod eines Angehörigen. Die Liste ließe sich endlos fortführen, du kennst das Spiel …

Diese sogenannten Stressoren unterscheiden sich nicht nur in ihrer Qualität, sondern auch in ihrer Dauer und Intensität. Während sich chronischer Alltagsstress über Wochen, Monate oder Jahre ziehen kann, sind traumatische Ereignisse oft schnell vorüber, dafür aber so intensiv, dass Betroffene noch Jahre später darunter leiden.

Stress kann schwerwiegende Langzeitfolgen haben, vor allem wenn er früh im Leben auftritt. Aus der Wissenschaft weiß man, dass Menschen, die schon als Kind starkem Stress ausgesetzt waren, bis ins Erwachsenenalter hinein deutlich sensibler auf Belastungen reagieren.[3] Viele körperliche Vorgänge, darunter der Ablauf von Entzündungsprozessen sowie die Funktionsweise der HPA-Achse, sind bei ihnen verändert.[4,5] Die HPA-Achse (Kurzform für Hypothalamus-Hypophysen-Nebennierenrinden-Achse) ist das biologische Stresssystem, das steuert, wie unser Körper auf Belastungen reagiert. Früher Stress scheint sich ungünstig auf die Gehirnentwicklung und andere Organe auszuwirken, wodurch die Anfälligkeit für stressbedingte Erkrankungen dauerhaft steigt.

Last but not least unterscheiden sich Menschen erheblich darin, was sie als stressig empfinden. Während die einen bei 40 Grad Hitze die Sonne genießen, fühlen sich andere so strapaziert, dass sie fürchten, gleich zu kollabieren. Aufgaben, die manche langweilig finden, stellen für andere eine kolossale Überforderung dar. Kurzum, was uns stresst, ist individuell extrem verschieden.

Im Innen: Wie wir auf Stress reagieren

Stress zeigt sich auf vier verschiedenen Ebenen: der körperlichen, der gedanklichen, der gefühlsmäßigen und der verhaltensbezogenen. In unserem **Körper** löst Stress eine Vielzahl an Prozessen aus, um maximale Energie für Angriff oder Flucht bereitzustellen: Unser Herz rast, und der Blutdruck steigt. Zentral wichtige Strukturen wie Gehirn, Herz und Muskeln werden stärker durchblutet – Haut, Hände und Füße dafür weniger. Unsere Bronchien weiten sich, und wir atmen schneller, sodass unser Körper mehr Sauerstoff aufnehmen kann. Unsere Muskelspannung erhöht sich, damit wir stark und reaktionsschnell sind, während nicht lebensnotwendige Vorgänge wie Verdauung oder Libido zurückgefahren werden.

Bei Stress schießen uns typische **Gedanken** durch den Kopf wie »Ich Trottel!« oder »Ich kann nicht mehr!« Wir machen uns Vorwürfe oder grübeln, können nicht anders, als über ein und dieselbe Sache immer und immer wieder nachzudenken. Im Gegensatz zum »Overthinking« kann es auch zum »Blackout« kommen, etwa während einer Prüfung: Unser Kopf fühlt sich leer an, wir sind wie blockiert, unfähig, uns zu konzentrieren und das Gelernte abzurufen.

Besonders relevant dabei: Unsere individuellen Motive, Einstellungen und Überzeugungen beeinflussen, wie wir die jeweilige Stresssituation wahrnehmen, bewerten und verarbeiten. Durch übertriebenen Perfektionismus, den Wunsch nach Kontrolle oder den Glauben, keine Schwäche zeigen zu dürfen, können aus kleinen Herausforderungen schnell unüberwindbare Hürden werden.

Im gestressten Zustand **verhalten** wir uns außerdem anders: Wir lassen die Pause ausfallen, putschen uns stattdessen mit Kaffee auf, beruhigen uns mit einer Zigarette oder betäuben uns mit Alkohol, Medikamenten oder Drogen. Wer in Stresssituationen zu unüberlegten Affekthandlungen neigt, schon bei Kleinigkeiten ausflippt und auf andere gereizt oder gar aggressiv reagiert, sorgt im Nu dafür, dass die Lage (weiter) eskaliert.

Und schließlich der Kern des Ganzen: Natürlich erleben wir eine Reihe unangenehmer **Gefühle**, durch die uns Stress in den Wahnsinn treiben kann: Ohnmacht und Angst, Scham oder Schuld, Ärger und Wut …

#read more: »Die innere Haltung macht's: Wie du gedanklich gelassen bleibst«, Seite 94.

Wissen to go

Zurück in die Balance: das allgemeine Adaptationssyndrom

Im entspannten Zustand befindet sich unser Körper im Gleichgewicht, der sogenannten Homöostase. Wichtige Sollwerte versucht er im ständigen Austausch mit seiner Umgebung zu halten, indem er sich äußeren Schwankungen anpasst und diese ausgleicht. Wird es im Außen beispielsweise wärmer oder kälter, schwitzen oder frieren wir, mit dem Ziel, dass unsere Körpertemperatur konstant bleibt. Allerdings funktioniert dieser Mechanismus nur begrenzt: Kommt es zu sehr schnellen oder starken (Temperatur-)Schwankungen, kann unser Körper nicht mehr gegensteuern. Er gerät aus dem Gleichgewicht. Aus biologischer Sicht entsteht Stress immer dann, wenn unser Körper den Zustand der Homöostase verlässt.

Unser körperliches Stressprogramm dient grundsätzlich dazu, uns mit zusätzlicher Energie zu versorgen, sodass wir auch die gestiegenen Herausforderungen im Außen bewältigen und auf diese Weise unser Gleichgewicht wiedererlangen können. Hans Selye, österreichisch-kanadischer Biochemiker und Mediziner, bezeichnet diese unspezifische Stressreaktion daher auch als allgemeines Adaptationssyndrom. Durch sie versucht sich unser Körper generell so »aufzustellen«, dass er auch bei Turbulenzen in Balance bleibt. Selye war es auch, der den Stressbegriff (im Englischen »distress«, vom Lateinischen »distringere«, »von allen Seiten zusammenschnüren«, »einengen«) 1936 einführte und damit den Weg für die moderne Stressforschung ebnete.

Unter Stress sind unsere Sinne geschärft, sodass wir Alarmsignale blitzschnell wahrnehmen und verarbeiten können. Gleichzeitig werden andere Gehirnfunktionen wie unsere Gedächtnisleistung zurückgefahren. Wenn wir an die Lebensbedingungen unserer Ur-Vorfahren zurückdenken, eine absolut sinnvolle Reaktion, schließlich war es irrelevant, sich an Vergangenes erinnern zu können, wenn es gerade um Kampf oder Flucht ging. In unserer modernen Welt kann diese Rückkoppelung jedoch durchaus problematisch werden – wir kennen es alle: Ein Blackout im Straßenverkehr oder Prüfungsgespräch zieht nicht selten fatale Folgen nach sich …

Teufelskreis: Wenn die Stressfalle zuschnappt

Körper, Gefühle, Gedanken, Verhalten – Stresssymptome zeigen sich meist auf allen vier Ebenen gleichzeitig: Vielleicht stehst du auf dem Weg zu einem wichtigen Termin im Stau und bemerkst, wie sich dein Oberkörper verspannt und dein Herz zu rasen beginnt. Du denkst: »Ich komme zu spät, das halte ich nicht aus!«, starrst ununterbrochen auf die Uhr und wirst folglich immer nervöser. Oder du kommst am Montagmorgen im Büro an und spürst, wie du zu zittern beginnst und dir flau im Magen wird. Nach einem flüchtigen Blick in deine E-Mails schießt dir durch den Kopf: »Viel zu viel, das schaffe ich nie!« Du springst vom Schreibtisch auf und kämpfst mit den Tränen, während Hilflosigkeit und Panik in dir hochsteigen. Die einzelnen Symptome verstärken sich gegenseitig: Je angespannter du körperlich bist, umso destruktiver werden deine Gedanken und Verhaltensweisen, und umso schlechter geht es dir. Die Folge: Ruckzuck bist du in einem Teufelskreis gefangen. Der Stresspegel nimmt nicht ab, sondern steigert sich mit der Zeit immer mehr.

Die gute Nachricht: Die Stressspirale lässt sich bewusst in die andere Richtung drehen (Abbildung 1): Wenn du in Stresssituationen gezielt für Entspannung sorgst, schwächen sich die körperlichen Symptome ab. Ausgehend von deinem Körper überträgt sich der Entspannungseffekt auf deine Gedanken, Gefühle und Verhaltensweisen. Du wirst innerlich ruhiger. Anstatt zu denken »Das halte ich nicht aus!« oder »Das schaffe ich nie!«, kannst du nun konstruktiv überlegen, was zu tun ist: Vielleicht im Sekretariat anrufen und Bescheid geben, dass sich deine Ankunft verzögern wird? Die vielen Aufgaben auf einer To-do-Liste sammeln und dann einen Wochenplan erstellen? Das gibt dir die Möglichkeit, dich zielgerichtet zu verhalten, ohne zu flüchten oder innerlich gefühlt zu implodieren. Die Anspannung weicht, unangenehme Gefühle wie Angst und Ärger lassen nach, es geht dir insgesamt besser.

Fazit: Die Entspannung hilft dir dabei, Herausforderungen zu meistern, wodurch wiederum dein Stresspegel sinkt.

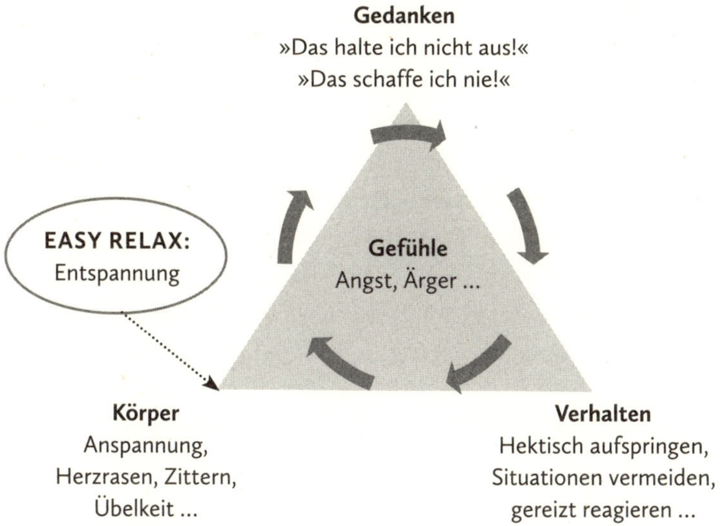

Abbildung 1: Die Stressspirale – und wie du sie mit EASY RELAX durchbrichst

Warum Stress deiner Gesundheit schadet

Bei chronischem Stress schüttet unser Körper zu viele Stresshormone aus, was den Herzschlag beschleunigt und den Blutdruck erhöht. Herzinfarkte, Bluthochdruck und Schlaganfälle können die Folge sein. Zu viele Stresshormone beeinträchtigen auch die Wirkung des Insulins, was wiederum den Zuckertransport aus dem Blut in die Körperzellen hemmt. Unsere Bauchspeicheldrüse reagiert darauf, indem sie vermehrt Insulin ausschüttet, wodurch das Diabetes-Risiko steigt. Als Folge gestörter Stoffwechselprozesse lagert unsere Leber außerdem mehr Fett ein, sodass schlimmstenfalls eine Fettleber droht. Entzündungsreaktionen werden im gestressten Zustand befeuert, was Hauterkrankungen wie Schuppenflechte und Neurodermitis verschlimmern kann. Auch unser Magen-Darm-System reagiert stresssensibel: Sodbrennen, Durchfall, Verstopfung, Entzündungen oder Geschwüre können auftreten.

Stress »stresst« allerdings nicht nur unseren Körper. Er gilt als zentraler Risikofaktor für ernst zu nehmende psychische Erkrankungen, darunter Angststörungen, Essstörungen, Nikotinabhängigkeit und Substanzmissbrauch, Depressionen und Burn-out. Je länger es uns schlecht geht, desto weniger erkennen wir, wie gestresst wir eigentlich sind. Wir übersehen die chronische Überlastung, die längst zum Normalzustand geworden ist. Und je mehr wir ausbrennen, desto weniger Energie verbleibt, um den angestauten Stress wieder abzubauen. Deswegen ist es so wichtig, frühzeitig gegenzusteuern: Je eher du aktiv wirst, desto rosiger sind deine Aussichten auf Erfolg! Es ist viel einfacher, der Stressfalle frühzeitig zu entkommen, als sich aus ihr zu befreien, nachdem sie bereits fest zugeschnappt ist.

Wissen to go

Stressbedingte Erkrankungen auf dem Vormarsch!

Das belegen Krankenkassendaten wie der DAK-Gesundheitsreport 2022, für den die Fehltage von 2,4 Millionen erwerbstätigen Versicherten im Jahr 2021 ausgewertet wurden.[6] Es zeigte sich, dass der Krankenstand in Deutschland in den letzten zehn Jahren in etwa konstant geblieben (+2 %) und 2021 im Vergleich zum Vorjahr sogar leicht gesunken ist (was aufgrund der pandemiebedingten Kontaktbeschränkungen vor allem daran lag, dass es weniger Atemwegsinfektionen gab). Allerdings sind die Fehltage wegen stressbedingter psychischer Erkrankungen von 2011 bis 2021 um 41 % angestiegen! Davon gehen mehr als 40 % auf affektive Störungen wie Depressionen zurück und mehr als die Hälfte auf Ängste, Reaktionen auf schwere Belastungen und Anpassungsstörungen. Besonders hoch ist der Krankenstand wegen psychischer Belastungen bei Frauen, bei älteren

Erwerbstätigen und bei Beschäftigten im Gesundheitswesen und in der öffentlichen Verwaltung. Aufgrund des dramatischen Anstiegs sind stressbedingte psychische Erkrankungen mittlerweile für ein Fünftel des gesamten Krankenstands in Deutschland verantwortlich.

Wie gestresst bist du?

Kannst du dein Stresslevel selbst gut einschätzen? Der nachfolgende Test verrät es dir. Vergleiche am Ende: Stimmt deine eigene Wahrnehmung mit den Ergebnissen überein?

Lies dir jede Aussage sorgfältig durch und kreuze an, wie sehr die Aussage während der letzten Woche auf dich zutraf. Es gibt keine richtigen oder falschen Antworten. Versuche einfach, dich spontan für eine Antwort zu entscheiden.

0 = traf gar nicht auf mich zu

1 = traf bis zu einem gewissen Grad oder manchmal auf mich zu

2 = traf in beträchtlichem Maße oder ziemlich oft auf mich zu

3 = traf sehr stark oder die meiste Zeit auf mich zu

Stress				
Ich fand es schwer, mich zu beruhigen.	0	1	2	3
Ich tendierte dazu, auf Situationen überzureagieren.	0	1	2	3
Ich fand alles anstrengend.	0	1	2	3
Ich bemerkte, dass ich mich schnell aufregte.	0	1	2	3
Ich fand es schwierig, mich zu entspannen.	0	1	2	3
Ich reagierte ungehalten auf alles, was mich davon abhielt, meine momentane Tätigkeit fortzuführen.	0	1	2	3
Ich fand mich ziemlich empfindlich.	0	1	2	3

Angst				
Ich spürte, dass mein Mund trocken war.	0	1	2	3
Ich zitterte (z. B. an den Händen).	0	1	2	3
Ich hatte Atemprobleme (z. B. übermäßig schnelles Atmen, Atemlosigkeit ohne körperliche Anstrengung).	0	1	2	3
Ich machte mir Sorgen über Situationen, in denen ich in Panik geraten und mich lächerlich machen könnte.	0	1	2	3
Ich fühlte mich einer Panik nahe.	0	1	2	3
Ich habe meinen Herzschlag gespürt, ohne dass ich mich körperlich angestrengt hatte (z. B. Gefühl von Herzrasen oder Herzstolpern).	0	1	2	3
Ich fühlte mich grundlos ängstlich.	0	1	2	3
Niedergeschlagenheit				
Ich konnte überhaupt keine positiven Gefühle mehr erleben.	0	1	2	3
Es fiel mir schwer, mich dazu aufzuraffen, Dinge zu erledigen.	0	1	2	3
Ich hatte das Gefühl, dass ich mich auf nichts mehr freuen konnte.	0	1	2	3
Ich fühlte mich niedergeschlagen und traurig.	0	1	2	3
Ich war nicht in der Lage, mich für irgendetwas zu begeistern.	0	1	2	3
Ich fühlte mich als Person nicht viel wert.	0	1	2	3
Ich empfand das Leben als sinnlos.	0	1	2	3

Und so wertest du deine Antworten aus:[7] Zähle jeweils alle Werte zusammen. Ein Wert von bzw. über 8 für Stress, 4 für Angst und 5 für Niedergeschlagenheit bedeutet, dass du aktuell vermehrt von diesen Symptomen betroffen bist und daher besonders von EASY RELAX profitieren könntest!

Wege aus der Stressfalle

»Stress? Ich kenne nur Strass.«

Karl Lagerfeld, Modeschöpfer und Designer

Du weißt bereits, dass sich Stresssymptome auf den vier Ebenen – Körper, Gedanken, Gefühle und Verhalten – wechselseitig beeinflussen. Entsprechend kannst du an einzelnen Ebenen arbeiten, um die gesamte Stressreaktion abzuschwächen. Das ist dein wirksamster Hebel. Ihn hast du selbst in der Hand.

Wenn wir uns körperlich entspannen, verändern sich damit auch unsere Gedanken, Gefühle und Verhaltensweisen: Wir behalten einen kühlen Kopf, können Probleme leichter lösen und fühlen uns weniger hilflos und getrieben. Auch Gedanken und Verhalten lassen sich steuern.

Wenn wir beispielsweise aus unserem Kopfkino aussteigen und keine Katastrophen an die Wand malen, bleiben wir deutlich ruhiger und können zielführend handeln, anstatt vor Angst wie gelähmt zu sein. Und wenn wir gleich von vornherein verhindern, dass es zu vorhersehbaren Stresssituationen kommt, ersparen wir uns eine Menge negativer Energie. Zum Beispiel, indem wir rechtzeitig anfangen, für die Prüfung zu lernen.

Einzig und allein Emotionen lassen sich nicht direkt beeinflussen: Es ist schlicht nicht möglich, sich auf Knopfdruck weniger ängstlich, traurig oder verärgert zu fühlen und stattdessen fröhlich oder ausgeglichen zu sein. Um Gefühle zu verändern, müssen wir einen Umweg über die anderen Ebenen gehen.

Fazit: Stressmanagement setzt an drei von vier Ebenen an: unserem Körper, unseren Gedanken und unseren Verhaltensweisen.

Sicher aber wirst du selbst schon einmal bemerkt haben, wie schwer es ist, Gedanken und Verhalten zu steuern, wenn du unter Strom stehst. Starker Stress bewirkt, dass bestimmte Gehirnfunktionen zurückgefahren werden. Die Folge: Wir sind wie blockiert und unfähig, klar zu denken. In diesem Zustand ist es mehr als unrealistisch, rational über ausgeklügelte Problemlösestrategien nachzudenken und diese dann auch noch umzusetzen. Entsprechend wichtig ist es daher, zuallererst für körperliche Entspannung zu sorgen. In Stresssituationen runterfahren zu können, ist der Dreh- und Angelpunkt im Stressmanagement. Genau darum geht es in diesem Buch.

Wissen to go
Stressmanagement: viele Wege – ein Ziel

Stressmanagement- oder Coping-Strategien, damit bezeichnet man in der Psychologie alles, was Menschen tun, um mit Stresssituationen fertigzuwerden. Gemeint sind allerdings nicht nur effektive, sondern auch kontraproduktive oder gar gefährliche Verhaltensweisen, etwa den Partner anzubrüllen oder sich hemmungslos zu betrinken. Eben alles, was man rein theoretisch versuchen kann, um der Stressfalle zu entkommen, selbst wenn es wenig nützt. Aber keine Sorge: Hilfreiche Strategien gibt es viele. Laut Gert Kaluza, einem deutschen Psychologen, der zu Stress und Gesundheit forscht, lassen sie sich in drei Gruppen einteilen: regeneratives, mentales und instrumentelles Stressmanagement.[8] Mehr dazu gleich, wenn du weiterliest.

Den Akku aufladen

Regenerative Strategien zielen darauf ab, körperlichen Stress zu verringern, indem wir einen Ausgleich zur Arbeit schaffen und in der Freizeit neue Kraft tanken: zum Beispiel durch ausreichend Schlaf, Bewegung an der frischen Luft, Hobbys, die Spaß machen, durch gemeinsame Zeit mit Familie und Freunden oder Urlaub.

Zusätzlich ist es wichtig, schon in der Stresssituation selbst, etwa bei der Arbeit, für Entlastung zu sorgen, damit sich anfängliche Symptome gar nicht erst verschlimmern. Genau da setzt EASY RELAX an: Die Technik hilft dir, innerhalb weniger Sekunden intensiv zu entspannen, sobald frühe Anzeichen von Stress und Anspannung aufflackern.

#read more: »So wird's noch entspannter: Erholungspausen im Alltag«, Seite 84.

Gedanklich gelassen bleiben

Beim **mentalen Stressmanagement** geht es darum, die innere Haltung zu verändern. Im Alltag neigen wir oft zu Gedanken und Einstellungen, die unser Stressempfinden weiter verstärken. Wir streben nach Perfektion, glauben, niemanden um Hilfe bitten zu dürfen, oder kreisen immerzu um unsere vermeintlichen Fehler, Misserfolge und Probleme. Solche Muster können wir aufbrechen, indem wir sie bewusst wahrnehmen, hinterfragen und neu »programmieren«. Indem wir versuchen, den Status quo anzunehmen oder den Blickwinkel zu wechseln, unser Selbstvertrauen stärken und unsere inneren Antreiber entwaffnen.

Anstatt dir von Kleinigkeiten den Tag vermiesen zu lassen, könntest du zum Beispiel trainieren, deine Aufmerksamkeit bewusst auf das Schöne zu lenken und dankbar dafür zu sein. Du könntest versuchen, neue und ungewohnte Gegebenheiten nicht gleich als Bedrohung, sondern als interessante Abwechslung zu betrachten. Oder auch die Launen deines Kollegen weniger persönlich zu nehmen. Ebenso könntest du dir klarmachen, dass du – genau wie alle anderen Menschen – Schwäche zeigen und Fehler machen darfst. Durch mentales Stressmanagement bleibt die Situation als solche (zunächst) unverändert, aber sie belastet dich weniger, weil du sie anders bewertest.

#read more: »Die innere Haltung macht's: Wie du gedanklich gelassen bleibst«, Seite 94.

Den Alltag managen

Instrumentelle Strategien dienen dazu, Belastungen im Alltag zu verringern: Indem wir lernen, Grenzen zu setzen und häufiger Nein zu sagen. Indem wir Beziehungen zu denjenigen Menschen pflegen, die uns guttun und im Alltag unterstützen. Und indem wir uns klarmachen, was uns wirklich wichtig ist. Indem wir Visionen entwickeln, Ziele definieren, Prioritäten setzen und unsere Zeit nachhaltig nutzen.

Wenn du im Job chronisch überlastet in Bergen von Arbeit versinkst, könntest du zum Beispiel überlegen, wie sich deine Aufgaben besser strukturieren lassen. Du könntest den Fokus auf das legen, was dich deinen Zielen näher bringt, und Unwichtiges streichen oder delegieren. Anfragen könntest du konsequenter abwimmeln und andere höflich, aber bestimmt darauf hinweisen, dass du aktuell keine Kapazitäten hast. Im Gegensatz zum mentalen Stressmanagement geht es bei diesen Strategien darum, die Situation als solche zu beeinflussen.

#read more: »Den Alltag clever gestalten: Wie du Stressfallen beseitigst«, Seite 107.

Welche Strategie ist die beste?

Stellt sich nun die Frage: Mit welchem Werkzeug lässt sich Stress am besten lösen? Das EINE Wundermittel gibt es nicht, stattdessen hängt es von der Situation ab, was am besten wirkt.

Fest steht: Der Panikmodus ist eine denkbar schlechte Voraussetzung, um Stress in den Griff zu bekommen. Wie gesagt, für Entspannung zu sorgen, ist daher der erste wichtige Schritt, um auch andere Strategien gewinnbringend einsetzen zu können. Ob Wasserschaden, geschlossene Kita, Spontanbesuch der Schwiegereltern oder Mammutprojekt im Job: In vielen Stresssituationen empfiehlt es sich, nach einer kurzen Entspannungseinheit ruhig zu überlegen: Wie ließe sich mein Problem lösen, und wie gehe ich am besten vor?

Besonders clever ist es, den Alltag von vornherein so zu gestalten, dass Stress gar nicht erst entsteht: Wer mit Blick auf einen anstehenden Vortrag frühzeitig mit der Vorbereitung beginnt, verhindert, kurz vor knapp in Panik zu geraten. Und wer ausreichend Puffer einbaut, bleibt selbst dann noch gelassen, wenn am Tag vor dem großen Tag auch noch die Schwiegereltern auf der Matte stehen …

Konstruktive Problemlösung funktioniert allerdings nur, wenn wir die Umstände auch tatsächlich beeinflussen können. Bei Vorkommnissen, die sich nicht ändern lassen, hilft es dagegen mehr, die Situation zu akzeptieren, etwa die Trennung anzunehmen, anstatt dem Ex-Partner ewig hinterherzulaufen. Vergebliches Problemlösen kann in diesem Fall nämlich bewirken, dass wir uns im Kreis drehen und Gefühle von Ohnmacht, Trauer oder Wut dadurch immer stärker werden. Das erschwert das Ablösen, und der Stress nimmt zu.

Nach einem existenziellen Schicksalsschlag wie dem Tod eines geliebten Menschen kann es anfangs nützlich sein, die Realität zu verdrängen: Das Erlebte ist in diesem Fall oft so schmerzhaft, dass es auf einen Schlag zu intensiv wirken würde und daher nur stückchenweise verarbeitet werden kann.

Versteh mich bitte nicht falsch: In den meisten anderen Situationen ist Verdrängen definitiv NICHT das Mittel der Wahl: Wer anstehende Prüfungen, unbezahlte Rechnungen, wichtige berufliche Verpflichtungen oder alarmierende körperliche Beschwerden beiseiteschiebt, anstatt sich aktiv darum zu kümmern, trägt unausweichlich dazu bei, dass die Lage eskaliert, die Stressfalle zuschnappt und sich das Unheil langsam, aber sicher seinen Weg bahnt …

Wissen to go

Teufelskreis Vermeidung: Face your fears!

Verdrängen und Vermeiden spielen eine Schlüsselrolle bei vielen psychischen Problemen: Wer panische Angst vor Spinnen, Flugzeugen, Spritzen, Menschenmassen, Vorträgen, Prüfungen oder anderen Dingen hat, weicht diesen oft aus. Durch diese Taktik lassen sich unangenehme Gefühle zwar kurzfristig zuverlässig umgehen. Langfristig aber nimmt die gefühlte Bedrohung zu, und die Angst wird dadurch nicht weniger, sondern steigert sich.

Das Vermeidungsverhalten verhindert, dass wir korrigierende Erfahrungen machen können. Etwa, dass Spinnen harmlos, Flugzeuge sicher und Spritzen weitaus weniger schmerzhaft sind als befürchtet. Oder, dass wir sehr wohl dazu in der Lage sind, einen Vortrag zu halten, ohne dabei vor Panik zu sterben.

Fazit: Wenn du Herausforderungen angehst, anstatt sie zu meiden, lernst du dazu. Nur so erkennst du, dass deine Befürchtungen nicht die Realität widerspiegeln, und kannst fragwürdige Glaubenssätze durch neue Gedanken ersetzen, etwa: »Die Situation ist weniger schlimm als befürchtet.« Oder: »Ich bin stärker als gedacht.«

IMPULS: Welchen Situationen gehst du – bewusst oder unbewusst – im Alltag aus dem Weg? Welche Befürchtungen stecken dahinter? Hast du schon einmal positive Erfahrungen gemacht, als du dich unangenehmen Dingen gestellt hast? Mit welcher kleinen Challenge könntest du weitermachen? Die EASY-RELAX-Technik erleichtert es dir, Herausforderungen aktiv anzugehen und dabei ruhig zu bleiben. So kannst du deine Angst überwinden, deinen Erfahrungshorizont erweitern und deine Selbstwirksamkeit stärken.

Die Situation realistisch einzuschätzen, ist wichtig, um die passende Strategie auswählen zu können: Kann ich die Umstände aktiv verändern? Was braucht es dafür? Wie wichtig ist mir ein bestimmtes Ergebnis, und wie viel Zeit und Mühe bin ich bereit zu investieren? Entsprechend ist Stressmanagement auch Typsache. Es hängt von unserer Persönlichkeit, unseren Werten und Motiven ab. Wer ehrgeizig und leistungsorientiert ist, wird sich umfassender auf eine Prüfung vorbereiten wollen als jemand, dem gute Noten weniger wichtig sind. Wer großen Wert auf Fairness legt, wird Ungerechtigkeiten eher ansprechen als jemand, der einfach nur Frieden haben will. Und wer für Kunst und Kultur brennt, wird im Museum besser auftanken als jemand, der stärker naturverbunden ist.

Gut aufgestellt sind wir, wenn wir ein breites und flexibles Repertoire an unterschiedlichen Stressmanagement-Strategien zur Hand haben. So können wir je nach Bedarf die passenden auswählen und kombinieren. Viele Herausforderungen sind Prozesse, die wir nur schrittweise bewältigen können. Ein Strategiemix ist daher ideal: Vor einer Prüfung kann es zum Beispiel ratsam sein, sich anfangs auf die Vorbereitung zu konzentrieren, kurz vor dem Termin aber auf Ablenkung und Entspannung zu setzen. Ein breites Repertoire ermöglicht es, Balance zu schaffen zwischen aktiven Phasen der Problembewältigung und passiven Phasen, in denen Erholung an erster Stelle steht. In diesem Buch findest du Tools für genau einen solchen Mix, damit du für Stresssituationen aller Art bestens gewappnet bist!

Wissen to go

Lass den Frust raus! Die Katharsis-Hypothese auf dem Prüfstand

Einige Stressmanagement-Strategien haben sich in der Wissenschaft durchweg als fataler Holzweg entpuppt. Zu ihnen gehören realitätsboykottierende Wunschfantasien, exzessiver Alkohol-, Medikamenten- und Drogenkonsum ebenso wie das Muster, sich selbst runterzumachen, zu beschuldigen, in Selbstmitleid zu versinken oder vollends zu resignieren. Was aber ist mit Gefühlen wie Ärger oder Wut: Sollen wir sie nun runterschlucken oder rauslassen, etwa, indem wir auf einen Boxsack einschlagen oder uns im Wald die Seele aus dem Leib brüllen? Glaubt man der Katharsis-Hypothese, lassen sich Aggressionen reduzieren, indem wir diese ausleben und aktiv Dampf ablassen, sodass die Spannung weichen kann.

Diese Annahme mag auf den ersten Blick plausibel erscheinen, konnte allerdings nicht bestätigt werden. Studien zufolge lassen sich negative Emotionen weder durch Runterschlucken noch durch Rauslassen wirksam reduzieren. Vielmehr führt beides dazu, dass die körperliche Anspannung und mit ihr der Stresspegel steigen. Wer aggressive Gefühle hemmungslos nach außen kehrt, läuft Gefahr, sich förmlich in sie hineinzusteigern, wodurch Ärger und Wut weiter Fahrt aufnehmen. Wer sich an anderen abreagiert, fügt diesen nicht nur Schaden zu. Zwischenmenschliche Probleme verschärfen sich selbstredend, was Stress erhöht, anstatt ihn zu reduzieren.

Wer Frust wiederum runterschluckt, vermeidet es, den eigenen Gefühlen und ihren Ursachen auf den Grund zu gehen. Gerade das ist jedoch wichtig. Schließlich kommen Ärger, Wut und Enttäuschung nicht von ungefähr. Sie signalisieren uns, dass etwas nicht okay ist, etwa, weil jemand unsere Grenzen überschritten bzw. verletzt hat. Wer die eigenen Gefühle versteht, kann sie besser regulieren und überlegen, wie sich die Wurzel des Übels beeinflussen lässt. Bei Streitigkeiten hilft es beispielsweise, freundlich, aber bestimmt für sich selbst einzustehen und klar zu kommunizieren: Ich bin verärgert oder verletzt. So wird ein Austausch möglich, in dem beide Seiten die Perspektive der anderen kennenlernen und Lösungen finden können. Bestenfalls ist das Problem dann aus der Welt, ehe der Konflikt eskaliert.

Natürlich sind klärende Gespräche oft Wunschdenken. Ein Austausch funktioniert nicht immer, manchmal ist er nicht möglich oder scheitert. Oder wir hadern mit Dingen, die in erster Linie uns selbst betreffen. Dann kann es sinnvoll sein, sich auf andere Gedanken zu bringen, die Situation aus einem anderen Blickwinkel zu betrachten, sie umzudeuten oder schlicht mit Humor zu nehmen. Stelle dir vor, du bist die Hauptrolle der nächsten Comedy: Welchen Unterhaltungswert hätte es, wenn die Absurditäten deines Alltags verfilmt würden?

In 20 Sekunden entspannt – so geht's!

»Es kommt darauf an, mitten im Chaos die Ruhe zu finden.«
Donna Karan, Modedesignerin und Unternehmerin

EASY RELAX setzt bei den körperlichen Stresssymptomen an (Abbildung 2): Die Methode hilft dir, erste Anzeichen von Stress und Anspannung im Alltag frühzeitig zu erkennen und durch blitzschnelle Entspannung sofort aufzulösen, ehe sie sich in einem Teufelskreis immer weiter aufschaukeln. Die Technik reduziert deine körperliche Anspannung effektiv und unmittelbar. Das wiederum wirkt sich positiv auf deine Gedanken, Gefühle und Verhaltensweisen aus, da alle vier Ebenen miteinander kommunizieren. Im Endergebnis stärkt der so verminderte Stresspegel deine Gesundheit und steigert deine Leistungsfähigkeit. Ausprobieren lohnt sich also!

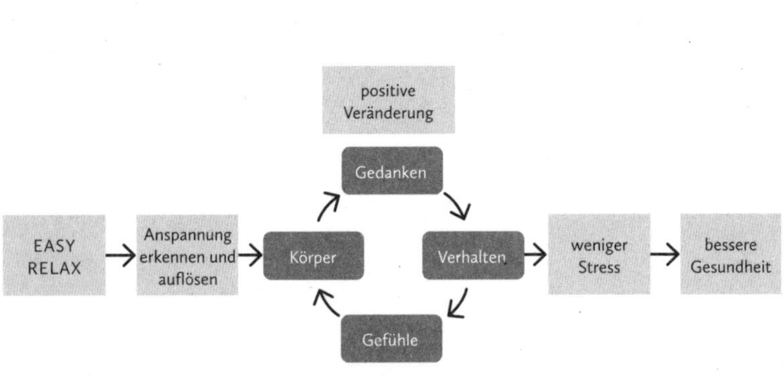

Abbildung 2: Wie EASY RELAX funktioniert

Mit EASY RELAX kannst du innerhalb weniger Sekunden einen Zustand intensiver Tiefenentspannung herbeiführen und zwar nicht nur auf der Couch oder Isomatte, wo du meist ohnehin entspannt bist, sondern direkt in der Stresssituation selbst: Während du im nervtötenden Meeting sitzt, an der überfüllten Supermarktkasse stehst, zur Bushaltestelle läufst, mit dem Auto fährst, den Haushalt schmeißt, deine Zähne putzt und, und, und …

EASY RELAX ist eine Coping-Technik, bei der es nicht darum geht, Stress im Alltag zu umgehen, sondern ihn konstruktiv zu lösen. Die Methode ermöglicht dir, herausfordernde Situationen erfolgreich zu meistern – und zwar auch solche, um die du früher einen großen Bogen gemacht hast. Stressige Momente kannst du nicht vollständig aus deinem Alltag verbannen, aber du kannst lernen, deutlich besser mit ihnen klarzukommen. Darum geht es bei EASY RELAX!

Wissen to go
EASY RELAX wirkt!

EASY RELAX basiert auf der Methode der »Angewandten Entspannung«, die ursprünglich von Lars-Göran Öst, Psychologieprofessor an der Universität Stockholm, als verhaltenstherapeutisches Mittel zur Behandlung von Angststörung entwickelt wurde.[1] Personen mit Angststörungen leiden häufig unter starken körperlichen Stresssymptomen wie Anspannung, Nervosität, Unruhe, Schweißausbrüchen, Herzrasen oder Zittern. Öst wollte Betroffenen ein Werkzeug an die Hand geben, um derartige Symptome besser in den Griff zu bekommen und die Angst auf diese Weise zu bewältigen.

Wissenschaftliche Studien haben gezeigt, dass die Technik auch bei vielen anderen psychischen und körperlichen

Beschwerden wirkt: Durch sie konnten Angstsymptome bei Personen reduziert werden, die unter einer Generalisierten Angststörung[9-13], Panikstörung[14-16], Agoraphobie[16-18], sozialen Angststörung[19-21] oder spezifischen Phobie[22,23] litten. Die Technik half auch dabei, dass sich die Schmerzdauer und Schmerzintensität bei Personen mit Tinnitus[24,25], chronischen oder wiederkehrenden Kopfschmerzen[26-28], Migräne[29,30], Nacken- oder Rückenschmerzen[31,32] sowie chronischen Schmerzen[33-36] verringerte. Außerdem hatte das Training nachweislich positive Effekte auf die Gesundheit bei schwangeren Frauen[37], stressgeplagten Studierenden[38-40] und ambitionierten Leistungssportler:innen[41].

Hilft EASY RELAX auch gesunden Personen, mit Alltagsstress besser klarzukommen, sodass starke mentale Belastungen gar nicht erst entstehen? Um das zu testen, habe ich gemeinsam mit Kolleg:innen in Dresden eine wissenschaftliche Studie durchgeführt.[42-44] Hierzu wurden 277 Personen mit erhöhten Stress-, Angst- oder depressiven Symptomen per Zufall einer Interventionsgruppe und einer Kontrollgruppe zugeteilt. Nur die Interventionsgruppe, nicht aber die Kontrollgruppe erhielt ein zehnwöchiges Training, um die EASY-RELAX-Technik zu erlernen.

Die Teilnehmenden nahmen vor dem Training, nach dem Training sowie ein Jahr später an umfangreichen Untersuchungen teil: Sie absolvierten diagnostische Interviews, wurden per Smartphone mehrfach täglich zu ihrem momentanen Befinden befragt und gaben wiederholt Haarsträhnen und Speichelproben ab, um die Konzentration des Stresshormons Kortisol bestimmen zu lassen. Anhand der Daten haben wir geprüft, ob das Training stressbedingte Beschwerden tatsächlich verhindern konnte.

Das Ergebnis: Die Technik wirkte! In der Interventionsgruppe nahmen Stress, Ängste, depressive Symptome, Ärger, psychosomatische Beschwerden und Schlafprobleme stärker ab als in der Kontrollgruppe.[43] Außerdem war das Risiko, im Studienzeitraum eine unterschwellige psychische Störung zu entwickeln, in der Interventionsgruppe geringer.[44]

Langfristig hatte das Training positive Effekte auf das Befinden, aber auch auf die Persönlichkeit der Betroffenen:[43] Im Vergleich zur Kontrollgruppe erlebte die Interventionsgruppe eine stärkere Zunahme an positiven Gefühlen im Alltag. Teilnehmende, die das Training absolviert hatten, glaubten danach stärker daran, ihr Leben selbst in der Hand zu haben. Sie setzten vermehrt günstige (z. B. Entspannung) und weniger oft ungünstige Strategien (z. B. Vermeiden) ein, um Stresssituationen im Alltag wieder aufzulösen. Diese Veränderungen hielten langfristig an und waren auch ein Jahr nach der Intervention noch messbar.

Fazit: Das Training zahlte sich aus! Es half, Belastungen im Alltag besser abzufedern, was der Gesundheit in vielerlei Hinsicht zugutekam.

Wie du EASY RELAX erlernst

Das EASY-RELAX-Training baut auf der Progressiven Muskelrelaxation auf, einer Technik, bei der die einzelnen Muskelgruppen des Körpers zunächst angespannt und dann wieder entspannt werden, bis der gesamte Körper in einen Zustand vollkommener Tiefenentspannung gelangt. Schrittweise werden diese ausgedehnten Übungen dann verkürzt und in »kondensierter« Form in den Alltag übertragen (Abbildung 3): Ausgehend von der Progressiven Muskelrelaxation

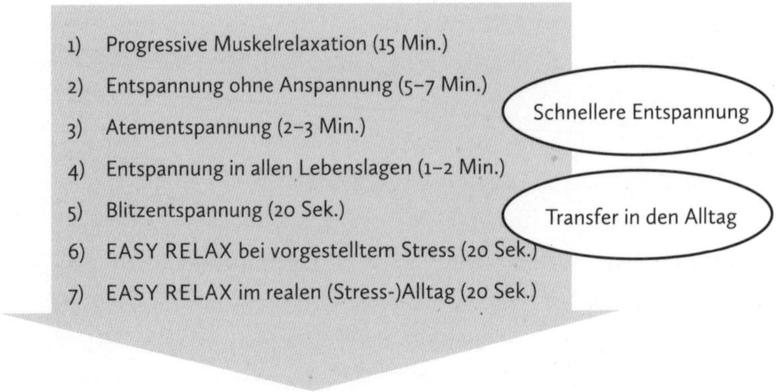

Abbildung 3: Wie du EASY RELAX schrittweise erlernst

lernst du, ohne vorherige Anspannung, allein im Rhythmus deines Atems, beim Bewegen einzelner Körperteile, beim Stehen, Gehen und Ausführen einfacher Tätigkeiten zu entspannen. Am Ende trainierst du, nicht nur in stressfreien, sondern auch in belastenden Situationen ein umfassendes und anhaltendes Entspannungsgefühl zu erzeugen.

Für wen EASY RELAX geeignet ist

Die EASY-RELAX-Technik kann prinzipiell jede und jeder erlernen, erfolgsentscheidend ist einzig und allein ausreichendes Training. EASY RELAX ist eine Fertigkeit wie Radfahren, die man anfangs regelmäßig üben muss, um wortwörtlich in Schwung zu kommen. Heute ist Radfahren vermutlich ein Kinderspiel für dich, und du kannst selbst dann beschwingt drauflosfahren, wenn du zuvor monate- oder jahrelang nicht auf einem Fahrrad gesessen hast. Genauso ist es beim EASY-RELAX-Training auch: Wenn du die einzelnen Übungen oft genug machst, wirst du die Technik so sehr verinnerlichen, dass du sie später in Stresssituationen aller Art einsetzen kannst, auch in solchen, die mit hohem Zeitdruck und Hektik einhergehen. Der Übungsaufwand entfällt, sobald du die Technik beherrschst – genau wie beim Radfahren auch.

Dein Entspannungstagebuch

Führe begleitend zum Üben ein Entspannungstagebuch, um deine Trainingserfolge zu dokumentieren. So kannst du nachvollziehen, ob dir das Entspannen mit zunehmender Praxis immer besser gelingt, oder ob dir bestimmte Entspannungsschritte noch schwerfallen, sodass es sinnvoll wäre, diese weiter zu trainieren.

Auf Seite 132 findest du eine Vorlage, die du nutzen kannst, um vor und nach jeder Übung einen Eintrag zu machen. Notiere in Spalte 1 das Datum, in Spalte 2 die Uhrzeit und in Spalte 3, welche Übung du genau gemacht hast (Progressive Muskelrelaxation, Atementspannung, etc.). Beurteile auf einer Skala von 0 = tiefenentspannt bis 100 = maximal angespannt, wie gestresst du vor und nach der Übung jeweils warst (Spalte 4 und 5), und wie lange die Übung gedauert hat (Spalte 6). Vermerke in der letzten Spalte besondere Vorkommnisse: Vielleicht ist an diesem Tag etwas Bestimmtes vorgefallen, sodass du dich nur schwer konzentrieren konntest, oder jemand kam zur Tür rein, weswegen du die Übung unterbrechen musstest.

Schaue dir deine Eintragungen im Entspannungstagebuch am Ende jeder Woche an, insbesondere bevor du mit dem nächsten Übungsschritt beginnst, und überprüfe: Wie gut hat das Ausführen der Übung (z. B. der Progressiven Muskelrelaxation) funktioniert? Gab es Schwierigkeiten oder Probleme? Wie hoch war dein Anspannungsniveau vor und nach der Übung an einzelnen Tagen? Ist dir die Übung im Verlauf der Woche zunehmend leichter gefallen, und konntest du einen immer höheren Grad an Entspannung erreichen? Falls nein, setzte dich nicht unter Druck, sondern führe die Übungen noch ein paar Tage fort. Mit der Zeit wird dir das Loslassen garantiert immer besser gelingen!

Natürlich eignen sich die Eintragungen im Entspannungstagebuch auch dazu, um persönliche Motivationstiefs auszumachen. Wenn du die regelmäßige Praxis hast schleifen lassen, mache dir klar, dass du die EASY-RELAX-Technik nur dann wirksam erlernen kannst, wenn du sie anfangs konsequent übst. Das bedeutet kurzfristig zwar einen gewissen Aufwand, zahlt sich langfristig aber aus! Um das Üben als festen Bestandteil in deinen Alltag einzubauen, spiele die kommende Woche gedanklich einmal durch: Was steht an, und welche Zeitfenster könntest du dir zum Entspannen blocken? Gibt es regelmäßige Abläufe, in die du das Training einbauen kannst (z. B. vor dem Abendbrot oder auf der Fahrt zur Arbeit?). Schmiede einen Plan, wann und wo du die Übungen in den nächsten Tagen ausführen wirst. Je konkreter, desto besser! Zusätzlich kannst du dir auch Reminder in deinem Kalender setzen oder dich mit bunten Notizzetteln (z. B. an deinem Schreibtisch oder Kühlschrank) sanft an deine Vorsätze erinnern. Auch ein schönes Foto von dir in entspannter Stimmung, während des letzten Urlaubs oder in einem erfüllten Moment kann helfen. Es aktiviert in dir den Wunsch, eben diesen gelösten Zustand auch in deinem »normalen« Alltag bzw. »Alltagswahnsinn« öfter zu erreichen.

Dein Stresstagebuch

Wer kennt das nicht: Oft stehen wir im Alltag permanent unter Strom. Stress ist unser dauerhafter Begleiter, unsere Werkseinstellung. Die Folge: Wir bemerken gar nicht mehr, wie gestresst wir eigentlich sind, oder es wird uns erst dann schlagartig klar, wenn ein Burn-out droht. Den Akku in diesem Spätstadium wieder aufzutanken, ist alles andere als einfach. Um den Stress rechtzeitig bei der Wurzel packen zu können, ist es wichtig, ihn bereits im Frühstadium zu erkennen. Mit dem Stresstagebuch trainierst du genau das: Du identifizierst typische Stresssituationen im Alltag und findest heraus, mit welchen körperlichen Empfindungen, Gedanken und Gefühlen sich Stress bei dir persönlich ankündigt. Das wiederum hilft dir dabei, in Zukunft schon bei den allerersten Anzeichen mit EASY RELAX zu entspannen und eine weitere Eskalation zu verhindern.

Lege dir begleitend zu deinem Entspannungstagebuch auch ein Stresstagebuch an – eine Vorlage findest du auf Seite 131 im Buch. Dokumentiere mindestens einmal täglich alle Stresssituationen, die du an diesem Tag erlebt hast. Du kannst die Einträge entweder als Sum-Up am Abend machen oder gleich, nachdem es zur jeweiligen Stresssituation kam. Letzteres hat den Vorteil, dass du dich unmittelbar nach dem Geschehen natürlich besser erinnern kannst, ohne einzelne Situationen oder Stresssymptome zu vergessen oder verfälscht im Gedächtnis zu behalten. Trage das Stresstagebuch hierfür nach Möglichkeit immer bei dir, indem du dir eine Kopie machst oder eine vergleichbare Tabelle auf deinem Smartphone anlegst.

So füllst du das Stresstagebuch aus: Nutze pro Stresssituation eine eigene Zeile. Notiere in Spalte 1, welcher Tag heute ist (Datum), in Spalte 2, wann die Stresssituation angefangen hat, und in Spalte 3, wann sie zu Ende war. Schätze in Spalte 4 auf einer Skala von 0 = tiefenentspannt bis 100 = maximal angespannt ein, wie gestresst du in der Situation jeweils warst. Vermerke in Spalte 5, welche körperlichen Empfindungen du in der Situation an dir erlebt hast (z. B. Herzrasen, Schwitzen, Zittern, Übelkeit, Atemnot oder einen trockenen Mund). Die körperlichen Symptome, die bei Stress auftreten können, sind bei jedem Menschen verschieden und unterschiedlich stark ausgeprägt. Die eine fängt an zu schwitzen, der andere beginnt zu zittern und so weiter. Wichtig ist, dass du deine persönlichen Frühwarnsignale identifiziert, sodass du künftig schneller erkennst, wenn du drohst in Stress zu geraten. Notiere in Spalte 6, welche Gedanken dir währenddessen durch den Kopf gingen, etwa »Jetzt geht das schon wieder los!«, »Die Sache wächst mir über den Kopf!« oder »Ich raste aus!« Und gleich daneben in Spalte 7, wie du dich in der Situation gefühlt hast (z. B. ängstlich, panisch, hilflos, traurig, erschrocken, verärgert, wütend oder angeekelt). In den folgenden Spalten vermerkst du, was der Stressauslöser war (z. B. Streit mit Chefin, Geldbörse verloren, Ärger in der Schule), wo sich die Situation ereignet hat (z. B. im Büro, auf dem Heimweg, beim Elternsprechtag) und wer alles anwesend war (z. B. Vorgesetzte, allein, Klassenlehrer). In der letzten Spalte notierst du vor dem Schlafengehen, wie gestresst du durchschnittlich über den gesamten Tag hinweg warst. Nutze dafür wieder die Skala von 0 = tiefenentspannt bis 100 = maximal angespannt.

Kurz gesagt: *Mit dem Stresstagebuch trainierst du, Stresssituationen im Alltag frühzeitig zu erkennen. Du entwickelst ein Gespür dafür, mit welchen körperlichen Empfindungen, Gedanken und Gefühlen sich Stress bei dir ankündigt. Später kannst du dann in genau solchen Situationen mit EASY RELAX entspannen – und zwar im rechten Moment, d.h. bevor der Stress eskaliert.*

FAQ: EASY RELAX

Ich habe schon mal versucht, eine Entspannungstechnik zu lernen. Das hat bei mir nicht geklappt. Was sollte jetzt anders sein?
Welches Verfahren hast du damals erlernt, und mit welchem Ziel? Hast du regelmäßig geübt? Im Gegensatz zu anderen Verfahren wie der Progressiven Muskelrelaxation, dem Autogenen Training oder fernöstlichen Techniken kannst du EASY RELAX unmittelbar in auftretenden Stresssituationen anwenden, um dich innerhalb von wenigen Sekunden gezielt und intensiv zu entspannen.

Ich beherrsche die Technik des Autogenen Trainings. Kann sie hier mit eingesetzt werden?
Vorerfahrungen mit anderen Entspannungstechniken sind hilfreich und erleichtern dir den Einstieg in die ersten Übungen. EASY RELAX geht allerdings über andere Verfahren hinaus: Die Übun-

gen werden schrittweise verkürzt und zunehmend in den Alltag übertragen, sodass du am Ende blitzschnell in Belastungssituationen entspannen kannst, sobald sich allererste Anzeichen von Stress und Anspannung bemerkbar machen.

Ich habe keine Zeit, um im Alltag regelmäßig Entspannungsübungen zu machen.

Regelmäßiges Üben am Anfang ist wichtig: Die EASY-RELAX-Technik sollte dir nach Möglichkeit in Fleisch und Blut übergehen, damit du sie selbst in hochstressigen Belastungssituationen abrufen und dein Entspannungsprogramm dann automatisiert abspulen kannst. Sobald du die Technik beherrschst, fällt das Üben komplett weg, sodass du uneingeschränkt und ein Leben lang von deinen Entspannungs-Skills profitierst. In anderen Worten: Der anfängliche Aufwand zahlt sich langfristig aus – garantiert!

Ich habe keine Zeit, um Stress- und Entspannungstagebücher auszufüllen.

Die Tagebücher helfen dir dabei, frühe Anzeichen von Stress und Anspannung im Alltag besser zu erkennen und deine Trainingserfolge zu dokumentieren. Kurze stichpunktartige Notizen reichen vollkommen aus, sodass der Zeitaufwand gering ist. Wenn Zettel und Stift nicht dein Ding sind, kannst du dir natürlich auch am Smartphone Notizen machen.

EASY RELAX: Dein Trainingsprogramm

Schritt 1: Progressive Muskelrelaxation

»Spannung und Entspannung –
diese beiden Pole bestimmen das Leben!«

Gudrun Zydek, Lyrikerin

Kommen wir zur ersten Übung, der Progressiven Muskelrelaxation, die Edmund Jacobson, US-amerikanischer Arzt und Physiologe, 1929 entwickelt hat. Seit Jahrzehnten wird die Technik zur Behandlung von stressbedingten psychischen und körperlichen Problemen eingesetzt. Ihre Wirksamkeit wurde wissenschaftlich vielfach belegt. Da sie 15 Minuten dauert, ist sie nicht geeignet, um mit ihr in Stresssituationen blitzschnell zu entspannen. Du wirst daher lernen, sie schrittweise abzukürzen und in deinen Alltag zu übertragen.

Dennoch hat die Übung einen unschlagbaren Vorteil, weswegen du sie zuerst, quasi als dein Basistool erlernst: Sie erleichtert es dir, den Unterschied zwischen Anspannung und Entspannung bewusst wahrzunehmen. Mit einem geschärften »Körperblick« kannst du problemlos erkennen, ob bestimmte Muskelgruppen deines Körpers gerade angespannt sind, und sie daraufhin gezielt entspannen. Diese Fähigkeit ist immens wichtig, denn oft rennen wir im Alltag in einem Zustand permanenter Anspannung umher und bemerken gar nicht mehr, wie gestresst wir eigentlich sind. Hierfür ein Gespür zu entwickeln, ist der erste Schritt, um gezielt gegensteuern zu können.

Bei der Progressiven Muskelrelaxation werden nach und nach alle Muskelgruppen des Körpers zunächst angespannt und dann wieder entspannt. Es geht nicht darum, die Muskeln wie bei einer Kraftübung möglichst stark anzuspannen, sondern, ganz im Gegenteil, nur eine ganz leichte Anspannung herbeizuführen, diese aufmerksam wahrzunehmen und dann wieder aufzulösen. Praktiziere die Progressive Muskelrelaxation mindestens eine Woche lang zweimal täglich, ehe du mit der nächsten Übung fortfährst.

Planung ist die halbe Miete

Gehe die kommende Woche in deinem Kalender durch und lege für jeden Tag einen Zeitpunkt und Ort fest, an dem du die Übung durchführen wirst. Vor dem Frühstück, im Anschluss an die Mittagspause oder nach dem Abendbrot? Trage die geplanten Zeiten in deinen Kalender ein und setze dir Reminder, die für dich gut funktionieren. Übe wenn möglich nicht unmittelbar vor dem Schlafengehen, denn dann lernt dein Gehirn: Entspannen = Einschlafen. Später willst du EASY RELAX aber vermutlich nicht (nur) nutzen wollen, um müde zu werden und besser einzuschlafen, sondern auch, um nach einem kurzen Innehalten mit neuem Elan wieder durchzustarten. Insofern ist es zielführender, gleich von Anfang an tagsüber zu trainieren, um nach der Übung wieder ins Tun zu kommen.

Progressive Muskelrelaxation – so geht's!

Suche dir für die Übung einen gemütlichen Stuhl oder Sessel an einem ungestörten Platz. Schalte dein Smartphone auf lautlos und gib anderen um dich herum Bescheid, dass du kurzzeitig nicht verfügbar bist. Lockere bei Bedarf deine Kleidung, zieh deine Schuhe aus und lege gegebenenfalls deine Brille ab. Setze dich bequem, aber gerade hin, ohne deine Beine übereinanderzuschlagen oder die Arme zu verschränken. Deine Oberschenkel sollten beide auf der Sitzfläche aufliegen, deine Fußsohlen den Boden berühren und deine Arme locker auf der Armlehne oder deinen Beinen aufliegen. Die Progressive Muskelrelaxation lässt sich prinzipiell auch im Liegen durchführen. Wenn du allerdings gleich im Sitzen zu üben beginnst, fällt dir der Übergang zu den folgenden Trainingseinheiten und damit der Alltagstransfer später leichter.

Auch wenn du dich an einem ruhigen Ort befindest, wird es nie möglich sein, alle Lärmquellen vollständig auszuschalten. Gerade weil du innerlich versuchst, leise zu werden, wirst du Geräusche im Außen beim Üben anfangs besonders stark wahrnehmen: Wie die Autos auf der Straße vorbeifahren, die Kinder nebenan toben, der Nachbar singt, die Uhr tickt oder dein Magen knurrt. Lass dich davon nicht stören und versuche, dich so gut es geht auf deinen Körper und die Entspannung zu konzentrieren, auch wenn die Ablenkung zu Beginn groß ist.

Gehe nach und nach die folgenden Muskelgruppen durch. Spanne sie nacheinander wie beschrieben für circa fünf bis sieben Sekunden an, um sie danach für circa 15 Sekunden wieder zu entspannen:

- deine rechte Hand und deinen rechten Unterarm (Faust ballen)
- deine linke Hand und deinen linken Unterarm (Faust ballen)
- deinen rechten Oberarm (den Ellenbogen nach hinten gegen den Stuhlrücken drücken)
- deinen linken Oberarm (den Ellenbogen nach hinten gegen den Stuhlrücken drücken)
- deine Schultern (die Schultern kreisen)
- deinen Nacken und Hals (den Kopf nach hinten drücken; das Kinn zur Brust drücken)
- deine Stirn (die Augenbrauen hochziehen)
- deinen Mund und deine Wangen (die Zähne zusammenbeißen und die Zunge nach oben gegen den Gaumen drücken)
- deine Lippen (die Lippen zusammenpressen)
- deine Brust (tief einatmen und kurz die Luft einhalten)
- deinen Bauch (die Bauchmuskeln anspannen)

- deinen Rücken (ein Hohlkreuz machen und die Schultern nach unten drücken)
- deinen Po (die Gesäßmuskeln anspannen)
- deine Oberschenkel (die Oberschenkel auf die Sitzfläche drücken)
- deine Füße und Waden (die Fersen auf den Boden drücken und die Zehen nach oben ziehen)

Wie gesagt, das Zeitverhältnis von Anspannung zu Entspannung sollte in etwa 1:3 betragen; richte dich hier nach deinem eigenen Empfinden. Es ist kein Problem, wenn du einzelne Muskelgruppen beim Üben versehentlich vergisst oder vertauscht. Wenn du möchtest, kannst du die Reihenfolge auch verändern oder bestimmte Schritte weglassen, falls sie dir unangenehm sind.

Spanne die einzelnen Muskelgruppen nur leicht bis moderat an, sodass du die Anspannung bewusst wahrnimmst, dabei aber nicht verkrampfst. Verbleibe danach lange genug im entspannten Zustand, bis sich ein Gefühl vollkommener Entspannung einstellt. Konzentriere dich am Ende der Übung für etwa drei Minuten auf die Entspannung in deinem ganzen Körper. Zähle dann langsam von fünf an rückwärts und beende die Übung.

Kurz gesagt: *Mit der Progressiven Muskelrelaxation kannst du in etwa 15 Minuten in einen Zustand der Entspannung kommen. Mache die Übung eine Woche oder länger mindestens zweimal am Tag und nimm vor und nach der Übung einen Eintrag im Entspannungstagebuch vor. Vermerke zusätzlich mindestens einmal am Tag Stresssituationen in deinem Stresstagebuch.*

1:1-Coaching: Anleitung zur Progressiven Muskelrelaxation

Diese ausführliche Anleitung zur Progressiven Muskelrelaxation kannst du dir als Sprachmemo einsprechen und zum Üben abspielen. Das erlaubt dir, dich währenddessen ganz auf den Wechsel von Anspannung und Entspannung zu konzentrieren, ohne gleichzeitig daran denken zu müssen, was als Nächstes kommst. Wenn dir die Reihenfolge vertraut ist, versuche, die Übung im nächsten Schritt ohne Audio zu machen: Schließlich soll dir EASY RELAX später einmal dabei helfen, in allen möglichen Alltagssituationen zu entspannen. Wenn du jetzt schon übst, ohne Hilfsmittel in einen entspannten Zustand zu kommen, bist du auch später flexibler.

Die nachstehende Anleitung kannst du natürlich auch nutzen, wenn du EASY RELAX nicht allein, sondern zusammen mit anderen erlernen willst – mit deiner Familie oder deiner WG, im Freundes- oder Kollegenkreis. Übt gemeinsam – eine Person liest vor, die anderen entspannen. In der Gruppe könnt ihr das Training auch zum gemeinsamen Ritual machen, etwa nach dem Mittagessen oder Abendbrot. Das schweißt zusammen, macht Spaß und erleichtert es, langfristig am Ball zu bleiben.

Achte beim Einsprechen bzw. Vorlesen auf eine sanfte, ruhige Stimme und darauf, dass du nach jeder Anleitungssequenz eine entsprechend lange Pause machst (fünf bis sieben Sekunden beim Anspannen, 15 Sekunden beim Entspannen).

Setze dich bequem auf deinen Stuhl und entspanne dich so weit wie möglich. Atme ruhig und gleichmäßig in den Bauch ein und aus …

Jetzt spanne deine **rechte Hand** an: Mache eine feste Faust. Spüre die Anspannung in der rechten Hand und im Unterarm ... und entspanne dich. Lockere die Finger der rechten Hand und achte auf den Unterschied zwischen der Anspannung und der Entspannung, die du jetzt spürst ... Und noch einmal: Mache eine feste Faust mit deiner rechten Hand, konzentriere dich auf die Anspannung ... und entspanne dich wieder. Strecke deine Finger aus und spüre den Unterschied ...

Jetzt verfahre genauso mit der **linken Hand**: Mache eine feste Faust. Spüre die Anspannung in der linken Hand und im Unterarm ... und entspanne dich. Lockere die Finger der linken Hand und achte auf den Unterschied zwischen der Anspannung und der Entspannung, die du jetzt spürst ... Und noch einmal: Mache eine feste Faust mit deiner linken Hand, konzentriere dich auf die Anspannung ... und entspanne dich wieder. Strecke deine Finger aus und spüre den Unterschied ...

Lass deine Unterarme entspannt, während du dich nun auf deinen **rechten Oberarm** konzentrierst: Spanne deinen Oberarm an, indem du den Ellenbogen nach hinten gegen die Stuhllehne drückst, ohne deine Hand dabei anzuspannen ... lege den Arm wieder bequem ab und entspanne dich. Versuche, deinen Arm so locker wie möglich zu lassen ...

Und noch einmal, nun mit dem **linken Oberarm**: Spanne deinen Oberarm an, indem du den Ellenbogen nach hinten gegen die Stuhllehne drückst, ohne deine Hand dabei anzuspannen ... lege den Arm wieder ab und entspanne dich. Versuche, deinen Arm so locker wie möglich zu lassen ...

Konzentriere dich ganz auf die Entspannung in den Armen, ohne irgendeine Anspannung. Lass die Arme bequem ausruhen. Sogar, wenn deine Arme vollständig entspannt sind, versuche, sie noch ein bisschen mehr zu entspannen. Entspanne immer weiter. Atme ruhig und gleichmäßig in den

Bauch ein und aus und fühle, wie sich die Entspannung in dir ausbreitet …

Ziehe als Nächstes die **Schultern** nach oben und lass sie einige Male kreisen. Mache die Kreise so groß wie möglich. Achte auf die Anspannung in den Schultern … und wieder entspannen: Lass die Schultern ganz locker nach unten fallen und die Entspannung vom Nacken über die Schultern bis in die Fingerspitzen ausstrahlen …

Jetzt konzentriere dich auf den **Nacken und Hals**: Drücke deinen Kopf nach hinten und nimm die Anspannung im Nacken wahr … und wieder entspannen … Jetzt beuge deinen Hals nach vorn und berühre mit dem Kinn deine Brust … und wieder locker lassen. Achte wieder auf den Unterschied zwischen Anspannung und Entspannung …

Als Nächstes kommt die **Stirn**: Spanne die Stirn an, indem du die Augenbrauen nach oben ziehst … und wieder locker lassen. Glätte deine Stirn und stell dir vor, deine Stirn wäre eine glatte, leere Fläche … jetzt zieh deine Augenbrauen hoch. Achte auf die Anspannung … und wieder entspannen. Lass deine Augenlider geschlossen und konzentriere dich nur auf das angenehme Gefühl der Entspannung …

Und nun zum **Mund**: Spanne deinen Kiefer an, indem du die Zähne fest zusammenbeißt. Achte auf die Anspannung überall im Kiefer … und entspanne ihn wieder. Lass auch die Lippen ganz locker … drücke als Nächstes die Zungenspitze gegen den Gaumen. Spüre die Anspannung in der Zunge und im Rachen … und wieder locker lassen …

Jetzt presse deine **Lippen** fest zusammen … und entspannen. Achte auf die Entspannung im ganzen Gesicht … Stirn … Augen … Kiefer … Zunge … Lippen … und Hals. Konzentriere dich auf die Entspannung, die sich immer weiter ausbreitet. Entspanne deine Hände … Arme … Schultern … Nacken … Hals … und das ganze Gesicht. Lass die Entspannung tiefer und tiefer werden. Entspanne deinen ganzen Körper so weit wie möglich und konzentriere dich auf die Entspannung im ganzen Körper ...

(1 Minute Pause)

Intensiviere deine Entspannung, indem du einmal tief einatmest ... und dann langsam wieder ausatmest ... nimm einen tiefen Atemzug ... und lass die Luft langsam wieder hinausströmen. Konzentriere dich auf deinen Atem und achte darauf, wie entspannt du geworden bist. Konzentriere dich nur auf das Gefühl der Entspannung ...

(1 Minute Pause)

Und nun zum **Brust- und Bauchraum**: Atme ruhig und gleichmäßig in den Bauch ein und aus. Achte darauf, wie die Entspannung zunimmt, jedes Mal, wenn du ausatmest ... jetzt nimm einen tiefen Atemzug und halte die Luft für ein paar Sekunden an ... und atme dann langsam wieder aus. Lass die Brust locker werden und die Luft hinausströmen. Konzentriere dich darauf, wie die Ruhe deinen Bauch durchströmt ... und noch einmal: Fülle deine Lungen mit Luft, aber lass den Rest deines Körpers so entspannt wie möglich. Halte die Luft für einen kurzen Moment an ... und lass sie dann langsam wieder hinausströmen. Achte auf die Entspannung in deiner Brust und deinem gesamten Körper. Atme ruhig und regelmäßig in den Bauch ein und aus ...

Jetzt konzentriere dich auf den **Bauch**: Spanne deine Bauchmuskeln fest an. Nimm die Anspannung bewusst wahr ... und wieder entspannen. Achte weiter auf die Bauchatmung und entspanne mit jedem Ausatmen noch ein bisschen mehr. Versuche, deinen gesamten Körper zu entspannen ...

Und nun zum unteren Teil deines Körpers. Beuge deinen **Rücken** so, als wolltest du ein Hohlkreuz machen. Drücke deinen unteren Rücken nach vorn und die Schultern gleichzeitig nach unten. Achte auf die Anspannung entlang deiner Wirbelsäule ... und lehne dich wieder entspannt zurück. Nimm auch dieses Mal den Unterschied zwischen Anspannung und Entspannung wahr ...

Und nun zum **Po**: Spanne deine Gesäßmuskeln fest an ... und wieder locker lassen. Konzentriere dich nur auf das angenehme Gefühl der Entspannung ...

Jetzt spanne deine **Oberschenkel** an, indem du die Schenkel fest auf die Sitzfläche drückst ... und wieder entspannen. Achte wieder auf den Unterschied ...

Als Nächstes kommen die **Füße und Waden**: Drücke die Fersen fest gegen den Boden und ziehe die Zehenspitzen nach oben, sodass deine Füße und Waden angespannt sind ... und wieder locker lassen ...

Entspanne deinen ganzen Körper ... Gesicht ... Hals ... Brust ... Bauch ... Gesäß ... Oberschenkel ... Waden ... Füße ... Entspanne dich immer tiefer. Achte darauf, dass auch deine Stirn, Augen, Kiefer, Zunge und Lippen ganz entspannt sind. Atme ruhig und gleichmäßig in den Bauch ein und aus. Entspanne dich immer weiter ... versuche, mit jedem Ausatmen noch ein bisschen mehr zu entspannen, und setze das Ganze nun für etwa eine Minute fort ...

(1 Minute Pause)

Jetzt kannst du sogar noch entspannter werden, indem du einen tiefen Atemzug nimmst ... und dann langsam wieder ausatmest ... Nimm einen tiefen Atemzug ... und atme dann langsam wieder aus. Achte darauf, wie dein Atem durch deinen Bauch fließt, und entspanne dich mit jedem Ausatmen noch ein bisschen mehr ...

(1 Minute Pause)

Komm nun langsam wieder zurück, zähle von fünf an rückwärts, öffne die Augen und strecke dich.

FAQ: Progressive Muskelrelaxation

Warum soll ich mich anspannen? Ich bin sowieso andauernd verspannt.

Wenn du einzelne Muskelgruppen zunächst ein bisschen anspannst, fällt es dir danach leichter, sie vollständig zu entspannen. Du trainierst, den Unterschied zwischen Anspannung und Entspannung besser wahrzunehmen, und lernst, wie sich hundertprozentige Entspannung wirklich anfühlt. Vielleicht fällt dir danach sogar auf, dass du bestimmte Körperteile im Alltag ziemlich oft oder permanent anspannst, was dir zuvor gar nicht bewusst war.

Ich hatte Krämpfe oder Schmerzen.

Krämpfe oder Schmerzen treten sehr selten auf. Achte darauf, dass du die einzelnen Muskelgruppen nicht zu stark und nicht zu lange anspannst. Es geht nicht darum, Kraft aufzubauen, sondern den Unterschied zwischen leichter Anspannung und Entspannung zu spüren. Wenn sich das Anspannen bestimmter Muskelgruppen unangenehm anfühlt, kannst du sie einfach überspringen.

Ich weiß nicht, ob ich mich entspannen konnte, da war so viel zu beachten.

Keine Sorge, das ist vollkommen normal! Sich entspannen zu können, ist eine Fertigkeit, die zunächst ein wenig Übung erfordert, dann aber zum Kinderspiel wird. Denke daran, wie es war, als du Rad- oder Autofahren gelernt hast: Auch da kamst du dir anfangs vermutlich völlig überfordert vor, wovon heute keine Rede mehr sein kann! Bleib am Ball, auch wenn sich das Entspannungsgefühl anfangs noch nicht so recht einstellen will. Du wirst sehen: Mit zunehmender Übung wird das Entspannen immer leichter!

Ich habe immer wieder an etwas anderes denken müssen.
Anfängliche Konzentrationsprobleme sind normal und bessern sich mit der Zeit. Versuche, abschweifende Gedanken gelassen zur Kenntnis zu nehmen und dann wieder in Ruhe zur Übung zurückzukehren. Versuche nicht, abschweifende Gedanken zu kontrollieren oder zu unterdrücken: Dann nehmen sie eher zu als ab. Ebenso wenig solltest du dich über sie ärgern oder dich für sie verurteilen: Das stresst dich eher, als dass es zur Entspannung beiträgt.

Ich wurde von Außengeräuschen abgelenkt.
Dass du Außengeräusche anfangs sehr intensiv wahrnimmst, ist ganz normal und bessert sich mit zunehmender Praxis. Es ist nahezu unmöglich, optimale Übungsbedingungen herzustellen und Außengeräusche gänzlich zu unterbinden. Versuche, sie gelassen zur Kenntnis zu nehmen und dich dann wieder in Ruhe deinem Training zuzuwenden. Bedenke auch, dass du EASY RELAX später einmal flexibel im Alltag einsetzen willst. Wenn du jetzt schon übst, dich von Störquellen nicht irritieren zu lassen, hilft dir das später beim Transfer!

Ich weiß nicht, wo ich die Zeit zum Üben hernehmen soll, ich habe ohnehin viel zu viel zu tun.
Durch geschickte Organisation hält sich der Übungsaufwand in Grenzen: Plane feste Zeitfenster ein, um die Progressive Muskelrelaxation durchzuführen. Beispielsweise immer nach dem Frühstück oder bevor du die Kinder aus der Kita abholst. Feste Routinen erhöhen die Wahrscheinlichkeit, dass du die Übung regelmäßig machst.

Relativ betrachtet sind zwei Übungseinheiten à 15 Minuten pro Tag auch gar nicht so viel. Wenn wir gestresst sind, vertrödeln wir unbewusst oft viel Zeit: Wir surfen wahllos im Internet, checken, ob unser Instagram-Post geliked wurde, lassen uns von belanglosen E-Mails ablenken, holen uns einen Snack und, und, und. Zusammengefasst übersteigen all diese Dinge locker eine halbe Stunde am Tag. Stattdessen zu entspannen, ist deutlich effektiver, um den Stresspegel zu senken. Was wiederum dazu führt, dass wir weniger Zeit mit Sinnlosaktivitäten verplempern. Ein echter Win-win-Kreislauf.

Alles in allem sorgt Entspannung also dafür, dass du dich besser fühlst, mehr Elan hast und folglich mehr Dinge schaffst. 30 Minuten täglich sind es wert – überzeuge dich selbst!

#read more: »So wird's noch entspannter: Erholungspausen im Alltag«, Seite 84.

Schritt 2: Entspannung ohne Anspannung

»Nur ein ruhendes Gewässer wird wieder klar.«

Sprichwort aus Tibet

Im vorherigen Kapitel hast du geübt, die einzelnen Muskelgruppen deines Körpers zunächst anzuspannen und sie im Anschluss daran zu entspannen. Jetzt geht es darum, ohne vorherige Muskelspannung direkt in den entspannten Zustand zu kommen. Ziel ist es, hierdurch in wesentlich kürzerer Zeit (in fünf bis sieben anstatt 15 Minuten) ein vergleichbares Ausmaß an Entspannung zu erreichen. Es kann sein, dass du die neue Übung im Vergleich zur Progressiven Muskelrelaxation anfangs als weniger intensiv empfindest. Keine Sorge: Das ist normal. Mit der Zeit wirst du auch auf diese Weise immer mehr Entspannung erreichen. Wenn dir die Entspannung ohne Anspannung noch große Schwierigkeiten bereitet, trainiere weiterhin einmal pro Tag die Progressive Muskelrelaxation. Übung macht den Meister!

Just relax – so geht's!

Triff für die Entspannung ohne Anspannung dieselben Vorkehrungen wie für die Progressive Muskelrelaxation: Führe die Übung an einem ungestörten Platz auf einem bequemen Stuhl oder Sessel durch. Schalte dein Handy auf lautlos und gib anderen Bescheid, dass du kurzzeitig nicht verfügbar bist. Lass Außengeräusche gelassen an dir vorüberziehen und versuche, dich so gut es geht auf deinen Körper und das Loslassen zu konzentrieren.

Entspanne nun nach und nach die folgenden Muskelgruppen: dein Gesicht ... Nacken und Hals ... die Schultern ... Arme und Hände ... Brust und Bauch ... deinen Po ... Beine und Füße.

Die Reihenfolge erleichtert es dir, deinen Körper gedanklich von oben nach unten durchzugehen. Konzentriere dich am Ende der Übung für etwa drei Minuten auf das Entspannungsgefühl im ganzen Körper. Zähle dann langsam von fünf an rückwärts und beende die Übung.

Kurz gesagt: *Mit dieser Relax-Methode (ohne Anspannung) kannst du bereits in etwa fünf bis sieben Minuten in einen entspannten Zustand kommen.*

Mache die Übung eine Woche oder länger und das mindestens dreimal täglich, am besten morgens, mittags und abends. Nimm vor und nach der Übung einen Eintrag im Entspannungstagebuch vor. Und vermerke weiterhin mindestens einmal am Tag, welche Stresssituationen du heute erlebt hast.

1:1-Coaching: Anleitung zur Entspannung ohne Anspannung

Auch hier findest du wieder eine ausführliche Übungsanleitung, die du nutzen kannst, wenn du dir ein Audio einsprechen oder gemeinsam mit anderen üben willst.

Setze dich bequem auf deinen Stuhl und entspanne dich so weit wie möglich. Atme ruhig und gleichmäßig in den Bauch ein und aus ...

Atme in ruhigen, gleichmäßigen Zügen ein und aus ... Fühle, wie du dich mit jedem Ausatmen mehr und mehr entspannst ... Lass es einfach geschehen ...

Entspanne deine Stirn ... deine Augenbrauen ... die Augenlider ... den Kiefer ... die Zunge ... deine Lippen ... und dein ganzes Gesicht ...

Entspanne deinen Nacken ... die Schultern ... deine Arme ... und deine Hände ... bis hinein in die Fingerspitzen ...

Atme die ganze Zeit ruhig und gleichmäßig in den Bauch ein und aus ... Lass die Entspannung durch deinen Bauch fließen ... in die Hüften und in den Rücken ...

Entspanne auch den unteren Teil deines Körpers ... das Gesäß ... die Oberschenkel ... die Knie ... deine Waden ... und deine Füße ... bis hinein in die Zehenspitzen ...

Atme ruhig und gleichmäßig ein und aus. Spüre, wie du dich mit jedem Ausatmen mehr und mehr entspannst ... Konzentriere dich ganz auf die zunehmende Entspannung ...

(1 Minute Pause)

Jetzt nimm einen tiefen Atemzug und halte die Luft für einige Sekunden an ... und lass die Luft langsam wieder ausströmen ... ganz langsam ... Achte darauf, wie du dich mehr und mehr entspannst ...

(1 Minute Pause)

Komm nun langsam wieder zurück, indem du von fünf an rückwärts zählst ... Öffne die Augen und strecke dich.

Schritt 3: Atementspannung

»Atme und lass sein.«

Jon Kabat-Zinn, Medizinprofessor und Achtsamkeitsforscher

Ruhig atmen gilt als wirksame Wunderwaffe gegen Stress – und zwar zu Recht! Wenn wir gestresst sind, atmen wir automatisch schneller und flacher. Wir atmen oberflächlich in den Brustraum anstatt in den Bauch. Den Fokus auf die Atmung zu lenken und langsam tief ein- und auszuatmen, kann Stress daher merklich reduzieren.

Während du ausatmest, entspannt sich dein Körper auf natürliche Art und Weise. Diesen Effekt kannst du gezielt nutzen, indem du dich beim Ausatmen ganz auf die Entspannung konzentrierst. Am besten funktioniert das, wenn du dir dabei eine besonders schöne Situation oder Szene vorstellst, die du persönlich mit Ruhe, Entspannung, Geborgenheit oder Leichtigkeit assoziierst. Welches Bild fällt dir dazu ein? Vielleicht der Sonnenuntergang am Strand, eine Lichtung im Wald, eine sattgrüne Baumkrone oder der blaue Himmel? Und welches Wort beschreibt dieses Bild am besten? Das ist dein persönliches Entspannungswort!

Atementspannung – so geht's!

Bei der Übung, die du jetzt kennenlernst, trainierst du, dich im Rhythmus deines eigenen Atems zu entspannen. Überlege dir ein Wort, das du persönlich mit Entspannung verbindest, das kann zum

Beispiel »Ruhe« oder »Loslassen« sein. Atme dann ruhig und gleichmäßig in den Bauch ein und aus und formuliere in Gedanken bei jedem Ausatmen dein Entspannungswort. Versuche, mit jedem Ausatmen mehr und mehr zu entspannen. Infrage kommt prinzipiell jedes beliebige Wort, das in der Lage ist, dich weiter zu beruhigen. Weniger geeignet sind meist Worte, die sehr kurz und abrupt oder sehr lang und komplex sind, sodass sie sich nur schwer beim Ausatmen denken lassen (z. B. »Baum« oder »Massagesessel«). Mache auch diese Übung wieder an einem ungestörten Ort auf einem bequemen Stuhl oder Sessel.

Kurz gesagt: *Mit der Atementspannung kannst du in etwa zwei bis drei Minuten in einen entspannten Zustand kommen. Praktiziere die Übung eine Woche oder länger mindestens achtmal am Tag. Denke daran, vor und nach der Übung wieder einen Eintrag im Entspannungstagebuch vorzunehmen sowie einmal täglich einen Vermerk in dein Stresstagebuch einzutragen.*

1:1-Coaching: Anleitung zur Atementspannung

Setze dich bequem auf deinen Stuhl und entspanne dich so weit wie möglich. Atme ruhig und gleichmäßig in den Bauch ein und aus ... Denke »Einatmen«, während du einatmest, und formuliere gedanklich dein Entspannungswort, während du die Luft wieder aus deinem Körper fließen lässt.

Einatmen ... ENTSPANNUNGSWORT ...
Einatmen ... ENTSPANNUNGSWORT ...
Einatmen ... ENTSPANNUNGSWORT ...
Einatmen ... ENTSPANNUNGSWORT ...

Führe das Ganze etwa drei Minuten lang im Rhythmus deines Atems fort.

(3 Minuten Pause)

Komm nun langsam wieder zurück, indem du von fünf an rückwärts zählst ... Öffne die Augen und strecke dich.

Schritt 4: Entspannung in allen Lebenslagen

»Fürchte Dich nicht langsam zu gehen,
fürchte Dich nur, stehen zu bleiben.«

Chinesische Weisheit

In den vorherigen Kapiteln hast du geübt, auf einem bequemen Stuhl oder Sessel zu entspannen. Leider ist diese Position im hektischen Alltag meist Wunschdenken: Gestresst sind wir typischerweise »in Action«, während wir uns bewegen und versuchen, etliche Dinge gleichzeitig zu tun. Deswegen geht es jetzt darum, das Entspannen zunehmend in den Alltag zu integrieren. In diesem Kapitel lernst du, nicht nur im Sitzen, sondern auch im Stehen ein intensives Gefühl von Entspannung zu erzeugen und zwar mit geöffneten Augen und während du einzelne Körperteile wie Kopf oder Arme bewegst. Im zweiten Schritt trainierst du, auch beim Gehen zu entspannen und während du einfache Dinge tust, zum Beispiel Wäsche faltest oder schreibst.

Entspannen im Alltag selbst – so geht's!

Da das Entspannungstraining von nun an mehr und mehr in deinen Alltag übertragen wird, sind dafür keine besonderen Vorkehrungen mehr notwendig. Du brauchst dich also nicht mehr an ein ruhiges, ungestörtes Plätzchen zurückzuziehen, sondern kannst und sollst die

Übung in unterschiedlichen Alltagssituationen durchführen. Allerdings empfiehlt es sich, sie noch nicht in Stresssituationen zu praktizieren, in denen du besonders angespannt bist. Im gestressten Zustand zu entspannen, ist noch einmal deutlich schwieriger, weswegen du diesen Schritt erst in einem späteren Kapitel trainierst.

Achte darauf, bei jedem Übungsschritt immer nur diejenigen Muskeln geringfügig anzuspannen, die du für die jeweilige Bewegung oder Tätigkeit wirklich brauchst. Dein gesamter restlicher Körper bleibt währenddessen locker und entspannt. Wenn du zum Beispiel deinen linken Arm anhebst, sollte die Anspannung in deinem linken Arm nur so stark sein wie für das Anheben eben nötig. Alle anderen Muskelgruppen bleiben gelöst.

Führe jede Bewegung langsam aus und halte danach für ein paar Sekunden inne – ganz ähnlich, wie du es vom Tempo her bereits von der Progressiven Muskelrelaxation kennst. Hebe also deinen linken Arm an, halte ihn für ein paar wenige Sekunden so und lass ihn anschließend wieder locker und so weiter. Es reicht, wenn du die Bewegungen nur andeutest. Du brauchst deinen Arm also nicht stramm zu halten wie ein Soldat; hebe ihn stattdessen einfach nur leicht an.

Wenn du magst, kannst du einzelne Bewegungen auch abwandeln oder vertauschen. Welche Köperaktion du genau ausführst, ist nicht entscheidend. Vielmehr geht es darum, direkt in der Bewegung zu entspannen. Konzentriere dich während der gesamten Übung auf das Entspannungsgefühl im restlichen Körper.

Wundere dich nicht, wenn sich diese Technik im Vergleich zu den vorherigen Übungen anfangs weniger intensiv anfühlt. Es kann auch sein, dass dich das Entspannen mit offenen Augen zu Beginn irritiert. Auch hier gilt: Dranbleiben lohnt sich wie bei jedem Training! Du wirst sehen: Das Entspannungsgefühl in dir wird mit zunehmender Übung immer stärker, und die anfängliche Irritation nimmt ab!

Entspannung im Sitzen

Mache die Übung zunächst im Sitzen auf einem bequemen Stuhl oder Sessel, danach kannst du den Schwierigkeitsgrad ein wenig steigern: Suche dir hierfür weniger komfortable Sitzgelegenheiten, beispielsweise einen einfachen Hocker.

Setze dich hin, schließe die Augen und führe zunächst die Atementspannung durch. Öffne dann die Augen und schaue dich entspannt im Raum um.

Ohne Kopfbewegung: Schaue nach links ... nach rechts ... nach oben ... nach unten ... und dann wieder entspannt geradeaus.

Mit Kopfbewegung: Schaue nach links ... nach rechts ... nach oben ... nach unten ... und dann wieder entspannt geradeaus.

Linker Arm: Hebe den linken Arm leicht an ... strecke ihn ein wenig zur Seite ... und lege ihn dann wieder entspannt ab.

Rechter Arm: Hebe den rechten Arm leicht an, strecke ihn ein wenig zur Seite ... und lege ihn dann wieder entspannt ab.

Linkes Bein: Drücke die linke Ferse gegen den Boden und ziehe die Zehenspitzen nach oben ... hebe das linke Bein leicht an ... und lege es wieder entspannt ab.

Rechtes Bein: Drücke die rechte Ferse gegen den Boden und ziehe die Zehenspitzen nach oben ... hebe das rechte Bein leicht an ... und lege es wieder entspannt ab.

Konzentriere dich am Ende der Übung für etwa drei Minuten auf die Entspannung im ganzen Körper. Zähle dann von fünf an rückwärts und beende die Übung.

Entspannung im Stehen

Die Entspannung im Stehen funktioniert genauso wie die Entspannung im Sitzen, außer, dass du die Beinbewegungen am Ende weglässt, damit es nicht zu kompliziert wird. Stelle dich mit einem

Abstand von etwa 20 Zentimetern bequem vor eine Wand. So verhinderst du, dass du umfällst, wenn du es mit der Entspannung im Stehen übertreiben solltest …

Schließe die Augen und führe zunächst die Atementspannung durch. Achte darauf, dass dein Körper maximal entspannt ist, obwohl du stehst. Deine Bein- und Gesäßmuskeln sollten also nur so stark angespannt sein, wie es für das Stehen gerade eben notwendig ist. Öffne dann die Augen und sieh dich entspannt im Raum um.

Ohne Kopfbewegung: Schaue nach links … nach rechts … nach oben … nach unten … und dann wieder entspannt geradeaus.

Mit Kopfbewegung: Schaue nach links … nach rechts … nach oben … nach unten … und dann wieder entspannt geradeaus.

Linker Arm: Hebe den linken Arm leicht an … strecke ihn ein wenig zur Seite … und lege ihn dann wieder entspannt ab.

Rechter Arm: Hebe den rechten Arm leicht an, strecke ihn ein wenig zur Seite … und lege ihn dann wieder entspannt ab.

Konzentriere dich am Ende der Übung wieder für etwa drei Minuten auf die Entspannung im ganzen Körper. Zähle dann von fünf an rückwärts und beende die Übung.

Entspannung im Gehen

Stelle dich für diese Übung frei in den Raum. Schließe die Augen und praktiziere zunächst die Atementspannung, bevor du die Augen öffnest. Gehe dann entspannt im Raum umher und konzentriere dich währenddessen auf das Entspannungsgefühl im gesamten Körper. Achte auch diesmal wieder darauf, dass dein Körper maximal entspannt ist, obwohl du dich bewegst. Die Gehbewegungen sollten langsam und locker sein, sodass sich selbst deine Beine entspannt anfühlen, während du in Bewegung bist.

Praktischerweise kannst du diese Übung nahezu immer und überall trainieren: auf dem Weg zur Bushaltestelle, vom Büro zum Meetingraum, von der Küche ins Bad und so weiter. Achte darauf, bei solchen Gelegenheiten von nun an wortwörtlich einen Gang runterzuschalten, dich körperlich und mental zu entspannen und das Entspannungsgefühl ganz bewusst wahrzunehmen. Auch hier gilt: Mache die Übung zunächst in Situationen, die nicht allzu stressig für dich sind.

Entspannung bei einfachen Tätigkeiten

Auch einfache Alltagstätigkeiten kannst du von nun an dazu nutzen, um bewusst in den Entspannungsmodus zu wechseln und diesen zu halten. Besonders geeignet sind hierfür Routinen, bei denen du dich nicht wirklich konzentrieren musst, sodass du deine Aufmerksamkeit der Entspannung widmen kannst, etwa Wäschefalten, Zähneputzen, Essen oder Trinken.

***Kurz gesagt:** Mit der Technik »Entspannung in allen Lebenslagen« kannst du in etwa ein bis zwei Minuten in vielfältigen Alltagssituationen entspannen. Mache die Übung bzw. einzelne Teile davon eine Woche oder länger mindestens achtmal am Tag. Nimm vor und nach der Übung einen Eintrag im Entspannungstagebuch vor. Mache zusätzlich mindestens einmal am Tag einen Eintrag im Stresstagebuch.*

1:1- Coaching:
Anleitung zur Entspannung in allen Lebenslagen

Falls du auch diese Übung einsprechen oder zusammen mit anderen durchführen willst, findest du hier wieder eine Text- bzw. Audio-Vorlage, die du bequem verwenden kannst.

Entspanne deinen ganzen Körper Schritt für Schritt, bis du dich vollständig gelöst und ruhig fühlst. Dann öffne die Augen und sieh dich im Raum um, ohne den Kopf zu bewegen: Schaue zur linken Seite ... zur rechten Seite ... an die Decke ... auf den Boden ... und wieder entspannt geradeaus. Konzentriere dich auf die Entspannung im ganzen Körper ...

Jetzt mache dasselbe noch einmal, aber bewege diesmal auch den Kopf mit: Schaue zur linken Seite ... zur rechten Seite ... an die Decke ... auf den Boden ... und wieder entspannt geradeaus. Konzentriere dich auf die Entspannung im ganzen Körper ... Hebe nun den rechten Arm ein bisschen an und konzentriere dich währenddessen auf die Entspannung im anderen Arm ... Strecke den rechten Arm zur Seite ... ein wenig nach oben ... und lege ihn wieder entspannt ab. Entspanne den rechten Arm so weit wie möglich und gehe nun zum anderen Arm über: Hebe den linken Arm ein bisschen an, während dein rechter Arm ganz entspannt bleibt ... Strecke den linken Arm zur Seite ... ein wenig nach oben ... und lege ihn wieder entspannt ab.

Wandere nun mit deiner Aufmerksamkeit zu den Beinen: Ziehe den rechten Fuß an und drücke die Ferse leicht auf den Boden ... Hebe den rechten Unterschenkel ein wenig an und konzentriere dich gleichzeitig auf die Entspannung in deinem anderen Bein ... Setze das rechte Bein wieder ab und entspanne dich ... Nimm die Entspannung im ganzen Körper wahr.

Mache jetzt dasselbe mit dem linken Bein: Ziehe den linken Fuß an und drücke die Ferse leicht auf den Boden ... Hebe den linken Unterschenkel ein wenig an, während du dich auf die Entspannung im anderen Bein konzentrierst ... Lege das linke Bein wieder ab und entspanne dich ... Fühle bewusst der Entspannung im ganzen Körper nach.

Beende die Übung, indem du von fünf an rückwärts zählst.

Schritt 5: Blitzentspannung

»Erforderlich ist das Erwachen nur in einem einzigen Moment: genau jetzt.«

Siddhartha Gautama (Buddha), indischer Religionsstifter

Die EASY-RELAX-Methode hat zwei unschlagbare Vorteile: Erstens kannst du sie flexibel in allen möglichen Alltagssituationen einsetzen – während du stehst, gehst, einzelne Körperteile bewegst oder Dinge tust. Das hast du bei Schritt 4 bereits geübt. Zweitens kannst du mit ihr in wenigen Sekunden ein intensives Entspannungsgefühl herbeiführen. Um diese blitzschnelle Entspannungsfähigkeit geht es jetzt.

Quick relax – so geht's!

Für die Blitzentspannung sind wieder keine besonderen Vorkehrungen nötig. Sprich, du kannst die Übung in vielen verschiedenen Situationen umsetzen, vorzugsweise zunächst in solchen, in denen du dich nicht übermäßig gestresst oder angespannt fühlst.

Und so geht's: Atme ruhig und gleichmäßig in den Bauch ein und aus und denke bei jedem Ausatmen an dein Entspannungswort. Suche deinen gesamten Körper von Kopf bis Fuß nach möglichen Anzeichen von Anspannung ab und entspanne dich so weit wie möglich. Verbleibe dann für etwa 20 Sekunden in diesem gelösten Zustand. Und schon ist die Übung vorbei. Mit »Blitz« habe ich also nicht zu viel versprochen, oder?

Übungspraxis leicht gemacht

Die Blitzentspannung solltest du ungefähr 15- bis 20-mal täglich, also sehr häufig üben. Damit das gelingt, bringe zehn Sticker an verschiedenen Orten oder Gegenständen an, die du im Alltag regelmäßig betrachtest. Die Sticker dienen als Erinnerungsstütze. Wann immer dein Blick auf einen dieser Sticker fällt, halte kurz inne und praktiziere die Blitzentspannung. Geeignete »Sticker-Locations« könnten zum Beispiel dein Zahnputzbecher, die Schlüsselablage, der Kühlschrank oder dein Rucksack sein. Weniger geeignet sind Orte, an denen du selten bist, oder Gegenstände, die du so gut wie nie benutzt. Klebe also keinen Sticker an deine Gartenhaustür, wenn du nur einmal pro Jahr dorthin gehst. Ungünstig sind außerdem Gegenstände, auf die du permanent schaust, etwa dein Bildschirm, wenn du täglich stundenlang am PC sitzt.

Um passend zur Blitzentspannung auch die Eintragungen im Entspannungstagebuch schlank zu halten, nutze dafür nicht mehr die bisherige Vorlage, sondern das Muster für dein Quick-Relax-Tagebuch auf Seite 133, bei dem du pro Übung nur einen Strich ergänzt. Am Abend zählst du die Striche zusammen und trägst ein, wie dein Anspannungsniveau vor und nach der Blitzentspannung über den Tag hinweg durchschnittlich war.

Kurz gesagt: *Mit der Blitzentspannung trainierst du, in nur 20 Sekunden in einen Zustand der Entspannung zu kommen. Mache die Übung mindestens eine Woche lang immer dann im Alltag, wenn du auf einen deiner Sticker triffst, also so oft wie möglich, aber mindestens 15- bis 20-mal am Tag. Ergänze für jede Übung einen Strich in deinem Quick-Relax-Tagebuch. Schätze vor dem Schlafengehen ein, wie angespannt bzw. entspannt du im Durchschnitt vor und nach der Blitzentspannung über den Tag hinweg warst. Mache zusätzlich mindestens einmal am Tag einen Eintrag in deinem Stresstagebuch.*

1:1-Coaching:
Anleitung zur Blitzentspannung

Sobald du einen Sticker siehst: Atme tief ein und dann langsam wieder aus. Denke an dein Entspannungswort und lass dich mit jedem Ausatmen noch ein bisschen mehr in deine Entspannung fallen. Mache einen kurzen Körpercheck vom Kopf bis zu den Füßen, lote mögliche Spannungspartien aus und versuche an diesen Stellen so weit wie möglich loszulassen. Verbleibe für 20 Sekunden in diesem ganzheitlich entspannten Zustand und beende die Übung dann.

Schritt 6: EASY RELAX bei vorgestelltem Stress

»Wer Gelassenheit sein Eigen nennt,
kann mit allem fertigwerden.«

Gudrun Zydek, Lyrikerin

Nachdem du im letzten Kapitel geübt hast, in nicht belastenden Situationen blitzschnell zu entspannen, soll es nun darum gehen, die Blitzentspannung auch in Stresssituationen einzusetzen. Sich in solchen Situationen zu entspannen, ist natürlich deutlich schwieriger und erfordert häufiges Üben. Also lass dich nicht entmutigen. Es ist normal, wenn du anfangs nur in geringem Maße loslassen und zu innerer Ruhe finden kannst. Bleib am Ball und du wirst sehen: Mit zunehmender Übung wird das Entspannen immer leichter!

Um EASY RELAX schrittweise auf Stresssituationen zu übertragen, übst du in diesem Kapitel zunächst in einer gedanklichen Stresssituation. Indem du eine Stresssituation innerlich durchspielst und sie dir in allen Details vorstellst, kannst du Stresssymptome hervorrufen, die schwächer sind, als wenn du die Situation real erleben würdest.

Wissen to go
Konfrontation in sensu

Imaginative Übungen, bei denen man sich Situationen nur vorstellt, bezeichnet man in der Psychologie als Konfrontation oder Exposition in sensu (abgeleitet vom lateinischen Wort »sensus« für »Sinn«, »Gefühl«, »Empfindung«). Solche Übungen kommen unter anderem bei der Behandlung von Angststörungen zum Einsatz. Etwa, um sich gefürchteten Objekten schrittweise anzunähern oder sich mit Szenarien auseinanderzusetzen, die real gar nicht existieren (z. B. bei exzessiven Sorgen). Die Konfrontationstherapie wird auch genutzt, um vergangene Ereignisse, zum Beispiel Traumata oder Kindheitserfahrungen, im Nachhinein noch einmal durchzugehen und mithilfe professioneller psychologischer Begleitung zu verarbeiten.

EASY RELAX bei vorgestelltem Stress – so geht's!

Zur Vorbereitung der Übung identifiziere zunächst eine Situation, die du persönlich als sehr stressig empfindest. Gehe hierfür dein Stresstagebuch durch und überlege, welche Situationen im Alltag besonders belastend für dich sind und dich intensiv triggern. Suche dir ein oder zwei Szenarien heraus und notiere stichpunktartig, wie diese typischerweise ablaufen.

Um die Situation gedanklich so durchspielen zu können, dass Stresssymptome auch tatsächlich auftreten, solltest du verschiedene Sinne gezielt ansprechen: Was siehst du in der betreffenden Situation? Welche Stimmen oder Geräusche hörst du? Was kannst du riechen oder schmecken? Wie fühlt sich der Boden unter deinen Füßen oder der Gegenstand in deinen Händen an? Welche körperlichen Empfindungen treten auf? Spürst du, wie dein Herz zu rasen beginnt, dir flau im Magen wird oder dein Mund ganz trocken ist? Welche Gedanken gehen dir durch den Kopf, etwa »Ich dreh' durch«, »Ich schaff' das nicht mehr« oder »Das wächst mir alles über den Kopf«? Wie fühlst du dich in der Situation? Verzweifelt, ohnmächtig, ängstlich, panisch, beschämt, schuldig, verärgert oder zornig? Je direkter du einzelne Sinne ansprichst, also Sehen, Hören, Riechen, Schmecken und Fühlen, und je konkreter du körperliche Empfindungen, Gedanken und Gefühle herausarbeitest, desto realistischer kannst du die Situation wiedererleben und dabei typische Stresssymptome »triggern«.

Um die Übung durchzuführen, suche dir nach Möglichkeit einen ungestörten Ort, an dem du dich voll und ganz auf deine Vorstellung konzentrieren kannst. Gehe die Situation schrittweise durch und stoppe, sobald du erste Anzeichen von Stress und Anspannung bemerkst. Wende die Blitzentspannung so lange an, bis du wieder entspannt bist. Gehe die Situation danach weiter durch. Stoppe wieder, sobald weitere Symptome auftauchen, und so weiter. Fahre fort, bis du die gesamte Situation gedanklich durchlebt hast.

Kurz gesagt: *Mit dieser Vorstellungsübung trainierst du, gedankliche Stresssituationen erfolgreich zu bewältigen, ohne dass die Stresssymptome eskalieren. Mache die Übung eine Woche oder länger mindestens dreimal täglich, am besten morgens, mittags und abends. Nimm vor und nach der Übung einen Eintrag in deinem Entspannungstagebuch vor. Notiere zusätzlich mindestens einmal am Tag eine belastende Erfahrung in deinem Stresstagebuch.*

1:1-Coaching: Anleitung zu EASY RELAX bei imaginiertem Stress

Im Folgenden habe ich dir drei Situationen skizziert, die für viele Menschen stressig sind. Du kannst sie beliebig abwandeln, erweitern und zu Ende formulieren. Wenn du dich in den geschilderten Szenarien nicht wiederfindest, weil du zum Beispiel gar kein Auto fährst, passe sie so an, dass sie für dich und dein Leben stimmig sind, oder übe anhand einer ganz anderen persönlichen Stresssituation.

Die Situationsbeschreibung kannst du wieder als Audio einsprechen, um mit der Tonaufnahme zu trainieren. Unterbrich die Wiedergabe, sobald du erste Anzeichen von Stress und Anspannung bemerkst. Entspanne und fahre dann weiter fort.

Alternativ kannst du die Übung auch wieder mit anderen zusammen durchführen. Wählt als Gruppe eine Situation, die für die meisten von euch Stress pur bedeutet. Die Person, die vorliest, sollte dabei an den gekennzeichneten Stellen etwa eine halbe Minute lang pausieren, sodass alle die Blitzentspannung durchführen können, ehe ihr die Situation weiter durchspielt.

Beispiel 1: Ärger mit dem Bus

Es ist so weit: Dein Traumjob winkt! Heute findet das Bewerbungsgespräch statt und du sollst dich persönlich im Unternehmen vorstellen.

Du bist mächtig aufgeregt, hast dich ausführlich über die Firma informiert, warst vorher noch extra beim Friseur und hast dir ein professionelles Outfit gekauft. Für den Hinweg hast du eine halbe Stunde Puffer eingebaut, um ja nicht zu spät zu kommen. Es ist Rushhour. Dein Auto ist in der Werkstatt, du bist auf den Bus angewiesen.

Pünktlich verlässt du das Haus und eilst zur Bushaltestelle. Dort angekommen wippst du im Stehen bereits nervös hin und her, während du wartest. Du spürst den Herzschlag in deiner Brust, ein flaues Gefühl im Magen – vielleicht hättest du noch einmal auf die Toilette gehen sollen. Du denkst: »Wenn die mich gleich irgendwas Komisches fragen, was antworte ich dann nur?« Dir wird übel, regelrecht schlecht. Du schluckst. *Entspannungspause.*

Du wippst und wippst und wippst, aber der Bus kommt nicht. Fünf Minuten verstreichen, zehn, fünfzehn. Du wirst immer nervöser, schaust auf den Haltestellenaushang, deine Smartphone-App: Von einer Störung ist nichts zu lesen. Du denkst dir: »Was soll ich nur machen, wenn der Bus jetzt nicht kommt?« Du schaust auf die Straße: viele Autos. Lärm. Abgasgeruch. Aber kein Bus weit und breit. Du merkst, wie die Panik in dir hochsteigt. Dein Herz rast. *Entspannungspause.*

Hektisch läufst du die Bushaltestelle auf und ab. Ein Taxi macht bei diesem Stau keinen Sinn, eine Alternativroute existiert nicht. Du denkst dir: »Das Gespräch kann ich knicken. Das war's mit der Stelle. Mein Traumjob ist hin.« Du fühlst dich traurig und hilflos, spürst einen Stich in der Brust. Dein Hals ist trocken, deine Kehle wie zugeschnürt. *Entspannungspause.*

Da biegt der Bus um die Ecke. Der Bus hält an, langsam gehen die Türen auf. Zig Personen steigen aus und zig Personen wieder ein. Erst nach einer Ewigkeit gehen die Türen wieder zu. Voller Ungeduld denkst du: »Jetzt fahr doch endlich los, du blöder Bus!« Wieder spürst du dein Herz rasen, die Übelkeit, den trockenen Mund, die Hilflosigkeit, die Anspannung überall in deinem Körper. *Entspannungspause.*

Im Schritttempo fährt der überfüllte Bus die Straße entlang. Stop and Go. Hektisch tippst du auf deinem Smartphone herum. Noch 20 Minuten, noch 15 Haltestellen. Mist. Du spürst die Unruhe überall in deinem Körper. Es ist eng, stickig und warum, du bekommst kaum noch Luft. Am liebsten würdest du davonlaufen, doch du stehst eingeengt zwischen all den anderen, die gleichmütig vor sich hinstarren. Schon wieder denkst du: »Jetzt fahr doch endlich schneller! Busfahrer, gib doch Gas!« *Entspannungspause.*

Noch zehn Minuten, noch zehn Haltestellen. Du fühlst dich elend und überfordert. Die Nervosität nimmt zu, deine Anspannung steigt … *Entspannungspause.*

Beispiel 2: Vortragschaos

Heute ist ein entscheidender Tag für dich und deine Karriere. Du sollst einen Vortrag vor der gesamten Firma halten, deine Ideen für ein wichtiges Projekt vorstellen und diese überzeugend präsentieren. Die Projektverantwortung liegt allein bei dir. Du hast dich wochenlang auf den Termin vorbereitet, aufwendige Folien erstellt, den Vortrag x-mal durchgesprochen. Heute geht es gefühlt um alles. Du betrittst das Gebäude und machst dich auf den Weg zum Vortragsraum. Jetzt ist es so weit. Dein großer Tag ist gekommen. Du denkst: »Heute darf ich es auf keinen Fall vermasseln.« Beim bloßen Gedanken daran wird dir heiß. Du spürst, wie dein Herz rast. Dein Mund ist ganz trocken. Du schluckst. *Entspannungspause.*

Schon von Weitem hörst du Stimmengewirr und Wortfetzen. Stühle werden verrückt. Du näherst dich dem Vortragsraum. Auf dem Flur begegnest du deinen Kolleginnen und Kollegen, die dir erwartungsvoll zunicken. Auch der eine ist dabei, der sich vielleicht wünscht, dass die Sache jetzt gleich schiefgeht. Er grinst komisch. Du denkst an deinen Vortrag, willst die Folien gedanklich noch einmal durchspielen, aber kannst dich an nichts mehr erinnern. Alles ist wie weggeblasen. Dein Kopf fühlt sich leer und heiß an. Du wirst nervös und beginnst zu zittern. Deine Hände sind schweißnass. *Entspannungspause.*

Du betrittst den Raum. Alle folgen dir mit ihren Blicken. Angespannt gehst du zum Redepult, legst deine Jacke ab und greifst in deine Tasche. Du willst den Stick mit der Präsentation herausholen, aber er ist nicht da. Dein Herz macht einen Sprung. Gefühlt dreht sich dein Magen um. Du denkst: »Mist, das kann doch nicht wahr sein. Ein übler Traum.« *Entspannungspause.*

Hektisch tastest du die Seitenfächer deiner Tasche ab, dann suchst du in deiner Jacke. Du findest den Stick nicht. Dein Herz pocht in deiner Brust. Du denkst: »Was soll ich jetzt nur machen? Eine Katastrophe.« Dir wird übel. *Entspannungspause.*

Du blickst auf die Uhr. Gleich geht es los. Alle betreten nach und nach den Raum und setzen sich hin. Ihre Augen sind auf dich gerichtet. Du kannst keinen klaren Gedanken mehr fassen. Die Panik steigt in dir hoch. *Entspannungspause.*

Wie in Trance klappst du deinen Laptop auf und gehst deine Ordner durch. Hektisch durchsuchst du deine E-Mails. Deine Hände zittern. Mit Mühe und Not findest du eine veraltete Version von letzter Woche, die du jetzt nutzen musst. Du öffnest die Präsentation, speicherst sie auf deinem Stick und machst dich startklar. Du denkst: »Ich werde vor allen im Boden versinken.« Du fühlst dich elend und überfordert. Deine Kehle schnürt sich zu. *Entspannungspause.*

Deine Chefin greift zum Mikrofon und kündigt dich an. Alles fühlt sich unwirklich an. *Entspannungspause.*

Beispiel 3: Panik vor der Prüfung

Eine wichtige Prüfung steht bevor und zwar schon kommende Woche. Viel zu lange hast du das Lernen vor dir hergeschoben. Das Fach ist zäh, die Inhalte sind trocken, schwer verständlich und theoretisch. Angespannt sitzt du nun an deinem Schreibtisch, schaust auf dein Skript, das vor dir liegt. 200 Seiten, viel Text, kleine Schrift, eng bedruckt. Du denkst dir: »So viel Stoff, das schaffe ich nie.« Dir wird flau im Magen, übel. Deine Anspannung nimmt zu. *Entspannungspause.*

Du liest den ersten Abschnitt. Du siehst die Buchstaben, Worte, Sätze, aber begreifst deren Inhalt nicht. Also liest du das Ganze noch mal. Und noch mal. Dein Kopf fühlt sich leer an. Totale Blockade. Keinen klaren Gedanken kannst du mehr fassen. Du sagst dir: »Ich versteh' nichts. Da falle ich durch.« Du wirst nervös, nahezu panisch. *Entspannungspause.*

Du stehst auf, holst dir ein Getränk aus der Küche. Kurzfristig wird die Anspannung weniger. Du kehrst zurück, betrittst das Zimmer, setzt dich hin, und zack, ist die Anspannung wieder da. Hektisch blätterst du in deinem Skript. Wirre Grafiken und komplexe Formeln, die du nicht verstehst. Dein Hals ist trocken und schmerzt, dein Kopf tut weh. Du fühlst dich hilflos und überfordert. *Entspannungspause.*

Da dreht dein Nachbar seine Musik auf: wum, wum, wum. Rhythmische Geräusche, Elektro. Der Bass hämmert in deinen Ohren. Du denkst dir: »Ich tick' aus. Das hat mir grade noch gefehlt. So kann ich mich null konzentrieren.« Verzweifelt versuchst du, die Geräusche auszublenden, vergebens. Unter deine Panik mischt sich Ärger. Der Unmut kocht in dir hoch: »Warum muss er ausgerechnet jetzt diesen Krach machen? Du wirst wütend. Mach die Musik aus!«, brüllst du. *Entspannungspause.*

Du wendest dich wieder dem Skript zu, willst die Musik ignorieren. Doch du spürst den Herzschlag in deiner Brust, die Anspannung, deine Unruhe. Du fühlst dich panisch, hilflos, überfordert. *Entspannungspause.*

Schritt 7: EASY RELAX im realen (Stress-)Alltag

»Ruhe zieht das Leben an, Unruhe verscheucht es.«

Gottfried Keller, Dichter und Politiker

Im letzten Schritt geht es darum, nicht nur in vorgestellten, sondern auch in realen Stresssituationen blitzschnell und intensiv zu entspannen. Setze die Blitzentspannung von nun an immer ein, sobald du erste Anzeichen von Stress und Anspannung an dir bemerkst. Je früher du auf diese Signale mit Entspannung reagierst, desto besser. So verhinderst du, dass sich deine negativen Treiber immer weiter aufschaukeln.

Im Vergleich zu vorgestellten Situationen wird es dir anfangs deutlich schwerer fallen, in realen Stressmomenten zu entspannen. Auch hier gilt: Übung macht den Meister! Mit der Zeit wird es dir immer besser gelingen, auch im hektischen Alltag innerhalb von wenigen Sekunden einen Zustand intensiver Entspannung herbeizuführen.

EASY RELAX anytime, anywhere – so geht's!

Gehe vorbereitend dein Stresstagebuch noch einmal durch und überlege, welche Situationen ganz besonders fordernd und belastend für dich sind. Welche frühen Anzeichen von Anspannung treten in diesen Konstellationen typischerweise auf? Wann und wo wird es in der allernächsten Zukunft vermutlich zu Stresssituationen dieser Art kommen? Schau dir das Kapitel zur Blitzentspannung noch einmal an und bereite dich mental darauf vor, die EASY-RELAX-Technik in den kommenden Tagen bei Stress und Anspannung einzusetzen. Nimm dir vor, ab jetzt immer und überall mit blitzschneller Entspannung zu reagieren, sobald sich frühe Stresssymptome im Alltag bemerkbar machen.

Kurz gesagt: *Im letzten Schritt trainierst du, realen Stresssituationen mit EASY RELAX erfolgreich zu begegnen, ohne dass die Stresssymptome eskalieren. Setze die Technik ab jetzt immer ein, wenn du frühe Anzeichen von Stress und Anspannung im Alltag bemerkst. Mache jedes Mal, wenn du die Technik angewendet hast, einen Eintrag im EASY-RELAX-Tagebuch.*

Schritt 8: Entspannt in die Zukunft

»Das Geheimnis des Erfolges ist die Beständigkeit des Ziels.«

Benjamin Disraeli, britischer Premierminister im 19. Jahrhundert

Glückwunsch – nachdem du in den vergangenen Wochen fleißig geübt hast, kannst du dich nun immer und überall blitzschnell entspannen, sobald sich allererste Anzeichen von Druck und Stress im Alltag ankündigen! Jetzt geht es darum, eine Zwischenbilanz zu ziehen: Welche Erfolge hast du mit EASY RELAX schon erzielt und wozu willst du die Technik in den kommenden Wochen einsetzen? Durch vorausschauende Planung legst du den Grundstein für eine nachhaltig stressarme Zukunft.

Rückschau und Ausblick

Blicke unter Zuhilfenahme deines Entspannungs- und Stresstagebuchs noch einmal zurück: Welche stressbedingten Beschwerden hattest du, bevor du mit dem Üben angefangen hast? Wie schwer fiel es dir damals zu entspannen? Wie hat sich deine Entspannungsfähigkeit im Laufe der Zeit verändert? Skizziere deinen Trainingsfortschritt in Form einer Kurve!

Und nun schaue auf die kommenden Wochen: Welche Herausforderungen stehen an? Welche Stresssituationen werden voraussichtlich auftreten? Wie willst du EASY RELAX in diesen Situationen einsetzen, um zu entspannen? Welche Ziele möchtest du mit der Technik erreichen? Stressfrei durch die nächste Prüfungsphase kommen, ohne jeden Morgen panisch zu werden, sobald du dich gen Schreibtisch bewegst? Bei der Arbeit künftig die Nerven behalten, wenn mal wieder die Hölle los ist? Morgens ruhig bleiben, wenn die Kinder quengeln und sich einfach nicht anziehen wollen? Gelassen reagieren, wenn der Schwiegervater beim Sonntagskaffee einen provokanten Spruch nach dem anderen raushaut? Verhindern, dass dir übel wird, wenn du auf dem Weg zu einem wichtigen Termin das nächste Mal im ÖPNV feststeckst? Mache dir Stichpunkte!

Ambitionierte Ziele sind gut, aber denke daran, realistisch zu bleiben: Nie mehr Stress zu haben, ist beispielsweise kein realistisches Ziel. Bis zu einem gewissen Grad gehört Stress zum Leben dazu, und auch in Zukunft wirst du immer wieder in Stresssituationen geraten. Aber: EASY RELAX hilft dir dabei, diese zukünftig deutlich besser zu managen. Durch frühzeitiges Gegensteuern bei den allerersten Spannungssymptomen kannst du verhindern, dass die Stressfalle zuschnappt. Nachdem du die Technik ausreichend trainiert hast, kannst du sie von nun an mühelos in Alltagssituationen aller Art anwenden.

Keine Angst vor Rückschlägen!

In besonders stressigen Zeiten kann es vorkommen, dass du einen Rückschlag erlebst und es dir plötzlich schwerer fällt als sonst, mit EASY RELAX zu entspannen. Falls das passiert, lass dich nicht entmutigen! Mache dir klar, welche Fortschritte du beim Entspannen schon erzielt hast und welche Herausforderungen du mithilfe der Technik schon meistern konntest. Ein blockierendes Szenario, bei dem dir das Entspannen plötzlich nicht mehr gelingt, bedeutet nicht, dass du wieder ganz bei null anfängst. Das Erlernte ist nach wie vor da, du kannst es eben aktuell nur schwerer abrufen. Wiederhole einfach ein paarmal die Übungen aus den vorherigen Kapiteln, um deine Fertigkeiten noch einmal zu aktivieren. Danach wirst du EASY RELAX wieder ruckzuck im Alltag anwenden können.

Kurz gesagt: *Wenn du deine Entspannungsfertigkeit weiter festigen und ausbauen möchtest, empfiehlt es sich, weiterhin regelmäßig Eintragungen im Stress- und Entspannungstagebuch zu machen. So kannst du genau nachvollziehen, wann du besonders gestresst bist, welche Symptome in diesen Situationen auftauchen, wann das Entspannen schon gut funktioniert und wo du gegebenenfalls noch Übungsbedarf hast.*

EASY RELAX PLUS: Stressmanagement – so geht's!

So wird's noch entspannter: Erholungspausen im Alltag

»Nichts bringt uns auf unserem Weg besser voran als eine Pause.«

Elizabeth Barrett Browning, Dichterin

Sowohl kleine Auszeiten, zum Beispiel bei der Arbeit, als auch längere Regenerationsphasen sind wichtig, um den Akku wieder aufzuladen. Sich zu erholen, ist unter Stress allerdings alles andere als einfach. Anstatt Kraft zu schöpfen, versacken wir abends frustriert vor der Spielekonsole, wälzen uns danach unruhig im Bett und schaffen es nicht, auf Reisen wirklich abzuschalten. Was du tun kannst, damit Pausen, Schlaf, Freizeit und Urlaub wirklich erholsam werden, erfährst du in diesem Kapitel.

Take a break – Lege Pausen ein!

Im Alltag ziehen wir Dinge nicht immer nonstop durch, sondern legen hier und da ein Päuschen ein – und das ist gut so! Wir trinken einen Kaffee, quatschen mit der Kollegin oder hängen unseren Tagträumen nach. Solche sogenannten »Mikropausen« ziehen zunehmend das Interesse der Wissenschaft auf sich, denn Studien zeigen: Kurze, informelle Unterbrechungen bei der Arbeit sind wichtig, um motiviert und leistungsfähig zu bleiben.[45] In turbulenten Zeiten helfen sie uns, Belastungen abzufedern und nicht auszubrennen.

Leider zeigt die Forschung aber auch, dass wir gerade dann, wenn wir Pausen brauchen, keine machen.[46] Effektives Pausenmanagement ist nämlich gar nicht so einfach. Es erfordert, den eigenen Akku stets im Blick zu haben, zu bemerken, wann ein kleiner Break notwendig wird, und die Arbeit in diesem Fall aktiv zu unterbrechen. Der Haken daran: Je gestresster wir sind, desto schwerer fällt uns das.

Manchmal verkneifen wir uns Pausen sogar ganz, weil es schnell gehen muss, die Zeit rennt und die Deadline sich in astronomischer Geschwindigkeit auf uns zubewegt. Das mag effizient erscheinen, doch tatsächlich hat es den gegenteiligen Effekt: Ohne Pausen werden wir müde, unkonzentriert und ablenkbar, wodurch unser Leistungsvermögen sinkt. Wir arbeiten langsamer, machen Fehler und brauchen unterm Strich nicht weniger, sondern mehr Zeit.

Gestresste Menschen neigen nicht nur dazu, Pausen zu unterlassen. Unbewusst schieben sie häufig doch welche ein, tun dann aber Dinge, die nicht erholsam sind, sondern den Stresspegel nur noch weiter erhöhen. Junkfood snacken, Instagram checken oder Clips bei Youtube gucken – du kennst das Spiel …

EASY RELAX unterstützt dich dabei, Pausen zu machen. Mit dem Stresstagebuch hast du trainiert, Stresssymptome frühzeitig wahrzunehmen, um dann gezielt zu pausieren und zu entspannen. Dieses Vorgehen bezeichnet man auch als »Bottom-Up«: Du erkennst die Signale, die dein Körper dir »von unten« sendet und auf die du dann »von oben« reagierst.

Dein Pausenmanagement kannst du weiter verbessern, indem du zusätzlich eine »Top-Down«-Strategie fährst, deinen Alltag also »von oben« analysierst und deine Umgebung und Routinen so veränderst, dass es leichter wird, Pausen zu machen.

So gehst du dabei vor:

Schritt 1: Analysiere, wann und wo du mehr Pausen brauchst. Zu welchen Zeiten und bei welchen Tätigkeiten ist dein Bedürfnis nach Erholung besonders hoch? Wenn du nach der Arbeit fix und fertig nach Hause kommst, kann das ein Hinweis sein, dass dir mehr Pausen guttäten …

Schritt 2: Beleuchte deine alltäglichen Routinen, zum Beispiel von heute: Wie gut ist es dir gelungen, regelmäßig Mikropausen einzulegen? Wie oft hast du mit EASY RELAX entspannt? Welche Faktoren haben es dir erleichtert und welche erschwert, dein Tun zu unterbrechen und für einen kurzen Moment innezuhalten?

Schritt 3: Was könntest du im Alltag verändern, damit das Pausieren zukünftig leichter wird? Einen Sticker am Schreibtisch anbringen, der dich ans Entspannen erinnert? Einen Timer stellen, der einmal pro Stunde klingelt? Weniger perfektionistisch sein, um Zeit zu sparen? Klipp und klar Nein sagen, wenn der Kollege wieder Arbeit auf dich abwälzen will? Im Homeoffice arbeiten, um weniger abgelenkt zu sein? Welche Veränderungen nimmst du dir für die kommende Woche vor? Notiere deine wichtigsten drei Ziele.

#read more: »Stecke dir Ziele!«, Seite 116.

Sorge für einen erholsamen Schlaf!

So banal es klingt: Schlaf ist eine der wichtigsten Wunderwaffen gegen Stress. Während du ruhst, fährt dein Körper zu Hochtouren auf: Er spult ein beeindruckendes Regenerationsprogramm ab, sodass du am nächsten Morgen mit neuer Kraft durchstarten kannst.

Erwachsene Menschen benötigen im Schnitt sieben bis acht Stunden Schlaf, wobei das individuelle Schlafbedürfnis variiert: Während einige mit fünf Stunden Schlaf auskommen, sind andere selbst nach zehn Stunden noch müde. Mit zunehmendem Alter nimmt die Schlafdauer ab. Neugeborene schlafen etwa 16 bis

18 Stunden pro Tag; bei Hochbetagten reichen häufig fünf bis sechs Stunden aus.

Ein chronisches Schlafdefizit schadet körperlich und psychisch. Es kann gesundheitliche Probleme verschärfen und ein höheres Sterberisiko bedeuten.[47] Zum einen bewirkt Schlafmangel, dass du müde, gereizt, weniger leistungsfähig und stressanfälliger wirst. Zum anderen stört Stress den Schlaf: Am Abend findest du keine Ruhe, schläfst schlechter und wachst am frühen Morgen gerädert wieder auf. Schlimmstenfalls schaukeln sich Stress und Schlafmangel gegenseitig auf, sodass ein Teufelskreis entsteht.

Die folgenden Maßnahmen fördern deinen Schlaf, auch in stressigen Phasen:

- Gehe jeden Abend zur gleichen Zeit ins Bett und stehe jeden Morgen zur gleichen Zeit wieder auf. Ein fester Bio-Rhythmus erleichtert das Einschlafen und Aufstehen.
- Vermeide es, tagsüber zu schlafen, sodass du am Abend ausreichend müde bist.
- Trinke ab dem Nachmittag keine koffeinhaltigen Getränke mehr und verzichte auf Alkohol und Nikotin. Beides vermindert die Schlafqualität.
- Gehe weder hungrig noch vollgestopft zu Bett. Ein leichtes Abendessen entlastet den Körper und fördert die Erholung.
- Treibe spätabends keinen Sport mehr, sodass dein Körper ausreichend Zeit hat, um runterzufahren und sich auf die Nachtruhe einzustellen.
- Schaffe feste Routinen vor dem Zubettgehen, die deinem Körper signalisieren: »Abschalten!« Vermeide es, abends stundenlang mit dem Smartphone zu spielen, im Internet zu surfen oder allzu packende Filme zu schauen. Drehe stattdessen lieber eine Runde um den Block, nimm ein Bad, lies ein Buch, meditiere oder entspanne mit EASY RELAX.

- Wenn dir das Abschalten schwerfällt, weil Sorgen und unerledigte Aufgaben deine Gedanken durchkreuzen: Schreibe sie auf, sodass du innerlich loslassen kannst.
- Gestalte die Schlafumgebung so, dass du dich wohl darin fühlst. Dein Schlafzimmer sollte eher kühl als mollig warm sein. Nutze das Bett nur zum Schlafen und nicht zum Arbeiten. So weiß dein Körper »Jetzt ist Schlafenszeit!«, sobald du dich hinlegst.
- Vermeide grelle Beleuchtung, um nachts nicht hellwach zu werden, sobald du die Lampe anknipst.
- Bleib gelassen, wenn du einmal nicht ein- oder durchschlafen kannst. Gelegentliche Schlafprobleme sind kein Beinbruch. Akzeptiere sie, anstatt dich verrückt zu machen. Vermeide es, die Stunden bis zum Weckerklingeln auszurechnen oder dir auszumalen, was passiert, wenn du am nächsten Tag übernächtigt sein wirst. Stehe auf, anstatt dich stundenlang im Bett zu wälzen, entspanne dich mit EASY RELAX und mache etwas Beruhigendes (z. B. Lesen), bis ein Gefühl von Bettschwere einsetzt. Nimm den Druck raus: Wenn du heute nicht schlafen kannst, geht die Welt nicht unter.

Gestalte deine Freizeit bewusst!

Neben Mikropausen sind erholsame Aktivitäten wichtig, um Abstand zu gewinnen und neue Kraft zu tanken. Im Gegensatz zur Arbeit sind Freizeitaktivitäten weniger erfolgsorientiert. Es geht nicht darum, ein bestimmtes Ergebnis zu erzielen, Rekorde zu brechen oder andere zu übertrumpfen, sondern Spaß dabei zu haben und zu entspannen. Was du in deiner Freizeit machst, sollte dich auf andere Gedanken bringen und einen Ausgleich zur Arbeit schaffen. Wenn du im Job nonstop am Schreibtisch sitzt, könnte ein guter Gegenpol eine Sportart sein, bei der du dich auspowern und gedanklich so richtig abschalten kannst. Wenn du vor allem körperlich arbeitest, käme etwas Ruhigeres wie Werkeln, Lesen oder Musikmachen infrage. Was dich runterbringt, hängt natürlich auch von deinen ganz persönlichen Interessen und Vorlieben ab.

IMPULS: Wobei kannst du so richtig abschalten und Kraft tanken? Was macht dir Spaß? Wenn dir nichts einfällt: Welche Dinge hast du in deiner Kindheit und Jugend gern gemacht, die du wieder aufleben lassen könntest?

Es muss nicht immer gleich ein exotisches, zeitaufwendiges und kostspieliges Hobby sein! Vielmehr sind es die kleinen Dinge, die wahre Glücksmomente schaffen und den stressigen Alltag wirksam auflockern können. Zu viel Stress erschwert es, die schönen Seiten des Lebens zu genießen, und das wiederum führt zu noch mehr Stress.

So kannst du gegensteuern und deine Genussfähigkeit trainieren:

- Gönn dir etwas Gutes, ohne ein schlechtes Gewissen dabei zu haben. Lebensfreude steht dir zu und zwar ohne davor etwas Bestimmtes geleistet haben zu müssen.
- Nimm dir Zeit und genieße bewusst. Koche dir zum Beispiel ein Gericht aus frischen Zutaten und konzentriere dich auf den Duft und Geschmack des leckeren Essens, ohne währenddessen mit deinem Smartphone zu spielen, fernzusehen oder deine E-Mails zu checken.
- Trainiere deine Sinne und achte auf die vielen schönen Empfindungen, die der Alltag bereithält: eine blühende Blume, die du anschaust, einen Song, den du hörst, deinen Pullover, der sich flauschig und weich anfühlt, oder das frisch gekochte Essen, das wunderbar duftet und köstlich schmeckt.
- Plane Auszeiten und Genussmomente im Voraus, sodass du dich darauf freuen kannst. Vorfreude ist die schönste Freude!

- Ebenso gilt: Weniger ist mehr! Baue lieber regelmäßig kleine Genussmomente ein, anstatt es schlagartig zu übertreiben. Genuss entsteht aus dem Wechsel von Aktivität und Passivität, Notwendigkeit und Freiwilligkeit, Arbeit und Freizeit. Nur was begrenzt ist, genießen wir wirklich. Ein Gourmetessen ist vor allem dann ein Hochgenuss, wenn es die Ausnahme bleibt. Nach dem Sport kann ein Schaumbad herrlich sein. Wenn wir stundenlang darin liegen, wird es allerdings langweilig (und die Haut runzelig).

Mache Urlaub – aber richtig!

Auch Urlaub tut gut, um den Akku wieder aufzuladen. Erwartungen an die verdiente Auszeit haben wir natürlich viele: Organisiert und doch spontan, tiefenentspannt und zugleich aktiv und natürlich harmonisch soll er sein. Die Wirklichkeit – wir ahnen es – sieht meist anders aus: Anstatt mit Cocktail in der Hand im Strandkorb zu relaxen, fühlen wir uns antriebslos und werden erst mal krank. Von Freude keine Spur, stattdessen Frust pur! Wie kann das sein?

Die sogenannte »Leisure Sickness« tritt häufig bei einem schnellen Wechsel vom Arbeits- in den Urlaubsmodus auf. Sind wir chronisch belastet, läuft unser Körper auf Hochtouren, um sein Gleichgewicht zu halten. Fällt der Stress dann schlagartig weg, droht ein Systemzusammenbruch. Die Balance geht verloren, wir werden krank.

Im Alltag sind wir außerdem abgelenkt durch äußere Anforderungen, sodass wir nicht bemerken, wie erschöpft wir innerlich eigentlich wirklich sind. Bewusst oder unbewusst blenden wir unangenehme Empfindungen aus. Erst im Urlaub verlagert sich unser Fokus auf den Körper, und plötzlich nehmen wir Belastungssymptome wahr.

Hinzukommt, dass gewohnte Routinen an freien Tagen wegfallen. Wir gehen später zu Bett, schlafen aus, ernähren uns anders und bewegen uns weniger oder mehr. So schön all das sein mag: Der

Mensch ist ein Gewohnheitstier. An veränderte Abläufe muss sich unser Körper anpassen, und das verursacht Stress.

Für alle, die zu Hause Urlaub machen, sei gesagt: Achtung »Erledigungsfalle«! Kennst du das auch? Das Gefühl, an freien Tagen alles in Angriff nehmen zu müssen, was davor ewig liegen geblieben ist? Steuererklärung über die Bühne bringen, Rad reparieren, Schrank ausmisten: Kaum ist der Urlaub da, stehen private Verpflichtungen auf dem Programm. Die Belastung hält an und wird durch Freizeitstress noch verstärkt. Alles, was wochenlang zu kurz gekommen ist, soll jetzt nachgeholt werden, sodass keine Verschnaufpause mehr bleibt. Den Leistungsanspruch, den wir beruflich kennen, nehmen wir dabei einfach mit. Die Urlaubstage versuchen wir effizient auszuschlachten, um beim Tennis, Wandern oder Schwimmen Höchstleistung zu bringen. Wen wundert's, dass die Entspannung da ausbleibt …

Wer das Leben der Arbeit widmet, fällt im Urlaub manchmal sogar in ein tiefes Loch: Fernab von Terminen, Projekten und Verantwortung erscheint das Dasein unproduktiv, falsch und sinnlos. Innere Leere, Unruhe, Schuldgefühle, Antriebslosigkeit und depressive Verstimmungen können die Folge sein.

Diese Punkte helfen dir, Leisure Sickness vorzubeugen und den Urlaub erholsam zu gestalten:

- Senke deine Erwartungen an den Urlaub, deine Liebsten und dich selbst. Unrealistische Wunschvorstellungen sind oft die Wurzel allen Übels und führen zu Stress und Enttäuschung.
- Mache dir klar, welcher Urlaubstyp du eigentlich bist. Was bringt dir wirkliche Erholung? Städte-Trips oder Strandurlaub? Sportprogramm oder Nichtstun? Nachtleben oder Naturerlebnis? In welchem Setting kannst du am besten abschalten? Der Urlaub sollte auf deine persönlichen Bedürfnisse zugeschnitten sein. Für beeindruckende Urlaubsbilder möglichst viele Likes zu kassieren,

ist nebensächlich! Nimm dir nicht zu viel vor und achte darauf, dass neben geplanten Aktivitäten auch Zeit für Müßiggang bleibt.

- Besprich mit deinen Liebsten, wer welche Urlaubswünsche hat. Wie lassen sich Kompromisse finden, sodass alle auf ihre Kosten kommen? Überlegt, ob ihr einige Tage getrennt und einige zusammen reisen wollt, wenn keine Lösung in Sicht ist. Bei viel Zeit auf engem Raum kann es im Urlaub leicht zu Konflikten kommen. Baut gegebenenfalls Freiräume ein, in denen jede und jeder sein Ding machen kann, anstatt 24/7 aufeinanderzuhocken.
- Um am letzten Arbeitstag nicht in Stress zu geraten, überlege frühzeitig, was vor dem Urlaub unbedingt erledigt sein muss und welche Aufgaben warten können. Plane, wie du offene To-Dos nach deiner Rückkehr angehen willst. Je besser du dich vorbereitest, desto leichter wird es, im Urlaub zu entspannen. Stelle zum Beispiel eine Abwesenheitsnotiz für eingehende E-Mails ein. So nimmst du dir selbst den Druck, weiterhin für alle erreichbar sein zu müssen.
- Vermutlich wirst du nicht auf Knopfdruck von »hochgestresst« zu »tiefenentspannt« umschalten. Dein Körper ist keine Maschine. Er braucht Zeit, um vom Alltags- in den Urlaubsmodus zu kommen und später wieder hochzufahren. Baue daher vor und nach dem Urlaub einige Puffertage ein, die den Wechsel erleichtern.
- Es ist unwahrscheinlich, dass der Urlaub durchgehend von euphorischer Hochstimmung begleitet sein wird. Auch negative Empfindungen wie Anspannung, Erschöpfung oder Antriebslosigkeit sind normal, gerade wenn die Wochen davor turbulent waren. Nimm sie an, anstatt dich für sie zu verteufeln.
- Die freie Zeit fühlt sich für dich fremd, seltsam leer oder bedrohlich an? Anstatt im Strandkorb den Laptop zu zücken, überlege, wo die Gründe liegen. Füllt die Arbeit dein Leben aus? Kann es sein, dass dein Job andere Bereiche oder Konflikte verdrängt? Die Auszeit ist ein guter Anlass, um sich grundlegenden Lebensthemen zuzuwenden, die im hektischen Alltag leicht untergehen:

Welche Dinge sind dir wirklich wichtig und was möchtest du langfristig erreichen? Würdest du es am Lebensende bereuen, wenn du dein Leben weiterhin so lebst wie jetzt? Was könntest du ändern? #read more: »Definiere deine Werte!«, Seite 113.

- **Übrigens:** Bei Menschen mit Depressionen werden die Symptome im Urlaub oft schlimmer. Ein Grund ist, dass gewohnte Strukturen wegbrechen, die im Alltag symptomlindernd wirken. Solltest du dich im Urlaub oder darüber hinaus sehr bedrückt oder traurig fühlen, keine Freude mehr empfinden können, das Interesse an (fast) allen Dingen verloren haben oder extrem müde und antriebslos sein, suche dir professionelle Hilfe. Die erste Anlaufstelle kann deine Hausarztpraxis sein.

Die innere Haltung macht's: Wie du gedanklich gelassen bleibst

»Was du denkst, bist du. Was du bist, strahlst du aus. Was du ausstrahlst, ziehst du an.«

Siddhartha Gautama (Buddha), indischer Religionsstifter

Stress ist zu einem erheblichen Teil Kopfsache. Wie wir Dinge bewerten, beeinflusst, ob wir uns gestresst fühlen oder nicht. Im Alltag sind wir häufig in unseren persönlichen Bewertungsmustern gefangen. Diese haben wir von Kindesbeinen an so sehr verinnerlicht, dass wir gar nicht mehr bemerken, dass es sich dabei um Muster handelt. Wir verwechseln sie mit der Realität. Es ist nicht immer leicht, die eigenen Gedanken aufzubrechen und zu verändern. Doch keine Sorge: Oft hilft es schon, sie achtsam wahrzunehmen, innezuhalten und sich zu sagen: »Was mein Kopf gerade denkt, ist nicht die eine Wahrheit. Es gäbe viele andere Möglichkeiten, wie ich diese Situation betrachten könnte.«

Nimm an, was ist!

Unangenehme Empfindungen wie Stress, Angst, Traurigkeit oder Ärger will niemand haben. Deswegen versuchen wir häufig, sie gewaltsam wegzuschieben. Nur leider werden sie dadurch noch stärker. Wie ein Wasserball, der mit aller Kraft zurück an die Oberfläche drängt, oder eine Schlinge, die sich immer fester zuzieht, je mehr wir daran ziehen. Je stärker wir versuchen, negative Gedanken oder Gefühle abzuwehren, zu leugnen oder zu verdrängen, desto mehr fokussieren wir uns auf sie. Und das wiederum zieht enorm viel Energie. Energie, die dann für einen konstruktiven Umgang mit ihnen und der Situation fehlt, in der wir uns befinden. Wenn wir unschöne Gefühle stattdessen akzeptieren, lassen sie mit der Zeit ganz automatisch nach.

Annehmen ist daher der erste Schritt zu innerer Balance. Annehmen bedeutet nicht, Negatives zu verdrängen, passiv hinzunehmen oder gutzuheißen, sondern die äußere Situation und das innere Erleben mit Abstand zu betrachten, ohne zu bewerten. Aus der Vogelperspektive hinabzublicken und zu überlegen: »Was ist geschehen bzw. passiert hier gerade, und wie reagiere ich darauf?« Ohne Widerstand.

IMPULS: Mit dem Stresstagebuch hast du trainiert, Stresssituationen frühzeitig zu erkennen. Die EASY-RELAX-Technik setzt du (hoffentlich) schon in solchen Situationen ein. Versuche einmal, nach dem Entspannen innezuhalten und das Hier und Jetzt einfach nur wahrzunehmen, ohne die Situation, andere Menschen oder deine eigenen Gedanken, Gefühle und Verhaltensweisen unmittelbar zu bewerten.

Wissen to go

Akzeptanz in der Psychotherapie

Die Akzeptanz ist ein wesentliches Element bei neueren Ansätzen der Psychotherapie, darunter der Akzeptanz- und Commitment-Therapie (ACT), die maßgeblich vom US-amerikanischen Psychologen Steven Hayes geprägt wurde.[48] Bei der ACT geht es weniger darum, bestimmte Gedanken zu beeinflussen, sondern vielmehr, die innere Haltung zu verändern.

Personen trainieren, die eigenen Gedanken und Gefühle achtsam wahrzunehmen, ohne mit ihnen zu verschmelzen. Sie lernen, das eigene Verhalten weniger an bestimmten Gedanken, sondern vielmehr an grundlegenden Werten auszurichten. Ein Ziel der ACT wäre also nicht, negative Gedanken aktiv zu stoppen. Stattdessen geht es darum, sie gleichmütig zu betrachten, sich aber nicht von ihnen aufhalten zu lassen, sondern im Einklang mit den eigenen Werten zu handeln. Beispielsweise mutig zu sein und etwas Neues auszuprobieren, auch wenn die innere Stimme sagt: »Du bist ein Versager, das schaffst du nie!«

Entdecke das Positive!

Evolutionär bedingt sind wir so gestrickt, dass wir auf Negatives viel stärker anspringen als auf Positives. Unsere Vorfahren hatten einen Überlebensvorteil, wenn sie auf potenziell Bedrohliches wie giftige Pflanzen oder wilde Tiere sensibel reagierten – ein Effekt, der bis heute nachwirkt. Studien belegen, dass wir Negatives aufmerksamer verfolgen, besser abspeichern, länger erinnern und bei Entscheidungen stärker gewichten, selbst wenn wir gleichermaßen mit positiven wie mit negativen Informationen konfrontiert sind.[49] Je gestresster wir sind, desto stärker fällt dieser Negativeffekt aus.

Versuche daher, im stressigen Alltag das Positive nicht aus dem Blick zu verlieren. Es geht nicht darum, sich Schlechtes schönzureden oder die Welt naiv durch eine rosarote Brille zu sehen, sondern Ereignisse differenziert zu betrachten und neben den negativen auch die positiven Aspekte zu würdigen. Frage dich also beim nächsten Ärgernis: Gibt es neben all den negativen auch positive Seiten? Wozu ist die Situation gut? Vor welche Aufgabe stellt sie mich und wie kann ich daran wachsen?

IMPULS: Positives Denken ist, genau wie EASY RELAX, eine Fertigkeit, die du gezielt trainieren und verbessern kannst. Führe dazu ein Tagebuch und notiere jeden Abend vor dem Schlafengehen mindestens drei Dinge, die heute gut waren. Was ist an diesem Tag Schönes passiert, worüber konntest du dich freuen, und was ist dir besonders gelungen? Wofür bist du dankbar?

Bleib realistisch!

Im gestressten Zustand verlieren wir oft den Bezug zum Hier und Jetzt. Wir grübeln, was in der Vergangenheit schiefgelaufen ist, steigern uns in Kleinigkeiten hinein und sehen Bezüge, für die es – realistisch betrachtet – keinerlei Anhaltspunkte gibt. Wenn uns die Chefin das Wort abschneidet, vermuten wir darin eine gezielte Provokation. Und wenn der Kollege lacht, glauben wir, dass er sich böswillig über uns lustig macht, anstatt zu erkennen, dass er einfach gut drauf ist.

Häufig neigen wir in Stresssituationen auch zu emotionalen Fehlschlüssen, deuten unsere Gefühle also als Hinweise auf Tatsachen: Wenn wir uns beim Reden schämen, glauben wir, unsere Scham würde beweisen, dass unser Gegenüber uns peinlich findet. Und wenn uns Eifersucht überkommt, weil unser Partner die attraktive Kollegin trifft, sehen wir darin ein Zeichen, dass er fremdgehen wird.

Das Problem dabei: Gefühle haben vielmehr etwas mit uns zu tun als mit der Realität. Sie resultieren aus unserer Lebensgeschichte. Womöglich empfinden wir so, weil wir als Kind gehänselt oder vom Ex-Partner betrogen wurden. Und jetzt projizieren wir die Vergangenheit auf die Gegenwart. Nicht selten ist die Folge eine selbsterfüllende Prophezeiung. Weil wir die Situation verzerrt sehen, verhalten wir uns unangemessen. Und das wiederum kann bewirken, dass sich frühere Erfahrungen wiederholen oder neue Probleme hinzukommen. Vielleicht raunzen wir den freundlichen Kollegen so barsch an, dass dieser tatsächlich belustigt ist, oder unsere Eifersucht wird so stark, dass die Beziehung irgendwann wirklich zerbricht.

Fazit: Versuche, solche Muster zu erkennen und dich in Stresssituationen nicht in wilde Spekulationen und Emotionen hineinzusteigern. Je realistischer du bleibst, desto angemessener kannst du auf Herausforderungen und Mitmenschen reagieren, was wiederum Problemen vorbeugt und Stress entschärft.

IMPULS: Unterziehe dich einem Realitätscheck, wenn du dich das nächste Mal in Mutmaßungen verlierst: Was ist genau geschehen? Welche Anhaltspunkte sprechen dafür, dass die Zusammenhänge so waren wie von dir angenommen? Was spricht gegen deine Vermutungen? Welche Alternativerklärungen gäbe es?

Häufig sorgen wir uns auch, was in der Zukunft Schlimmes passieren könnte. Je intensiver wir über Furcht einflößende Katastrophenszenarien nachdenken, desto wahrscheinlicher erscheinen sie uns. Versuche daher, deinen Fokus auf die Gegenwart zu richten und nicht auf das, was schlimmstenfalls irgendwann einmal sein könnte.

Um dem Negativ-Effekt entgegenzuwirken, kannst du dem Worst-Case-Szenario in deinem Kopf auch ein Best-Case-Szenario gegenüberstellen: Wie könnte die Situation bestenfalls ausgehen und wie würdest du dich dann fühlen? Welche positiven Folgen hätte das und wie würden andere reagieren? Die Wucht der Schwarzmalereien nimmt ab, wenn du deine Gedanken sanft auf das Positive lenkst.

IMPULS: Egal ob in der Vergangenheit, Gegenwart oder Zukunft: Oft hilft es, ein Problem mit Abstand zu betrachten: Wie wirst du in einem, fünf oder zehn Jahren darüber denken? Wie wichtig ist die Sache im Hinblick auf deine grundlegenden Werte und Lebensziele? Wie würde eine unbeteiligte Zuschauerin die Situation sehen? Welche Perspektive hättest du, wenn das Ganze nicht dir, sondern einem guten Freund widerfahren würde? Was könntest du ihm raten?

Glaub an dich!

Die Selbstwirksamkeitserwartung gibt an, wie sehr wir darauf vertrauen, den Weg bis zu einem bestimmten Ziel erfolgreich gehen zu können. Glaubst du daran, dass du es schaffen wirst, den bevorstehenden Vortrag gut vorzubereiten und über die Bühne zu bringen? Familiäre Streitigkeiten gemeinsam mit deiner Partnerin zu lösen? Deine Neujahrsvorsätze in die Tat umzusetzen? Menschen mit einer hohen Selbstwirksamkeitserwartung sind überzeugt davon, den Anforderungen im Alltag gewachsen zu sein. Das schützt sie davor, sich in turbulenten Zeiten hilflos, überfordert und gestresst zu fühlen. Entsprechend erkranken Menschen mit einer hohen Selbstwirksamkeitserwartung auch seltener an psychischen Störungen wie Ängsten, Depressionen oder Substanzabhängigkeiten, wie wissenschaftliche Studien zeigen konnten.[50]

Das Konzept der Selbstwirksamkeitserwartung geht auf den kanadischen Psychologen Albert Bandura zurück, der seit den 1950er-Jahren an der Stanford University lehrte und zu den einflussreichsten Psychologen des 20. Jahrhunderts zählt.[51] Wie stark unsere Selbstwirksamkeitserwartung ausgeprägt ist, hängt laut Bandura von vier Einflussgrößen ab: 1. unseren persönlichen Erfahrungen in der Vergangenheit, 2. den Erfahrungen wichtiger Vergleichspersonen, 3. dem Zureden anderer und 4. unseren körperlichen und emotionalen Empfindungen. An einen Erfolg in der Matheklausur wirst du wohl eher glauben, wenn du erfahrungsgemäß ein Mathe-Ass bist, wenn die Prüfung für frühere Jahrgänge ein Klacks war, wenn Familie und Freunde dich bestärken und wenn du bemerkst, dass du selbst im Prüfungsraum entspannt bleibst, anstatt nervös zu werden.

Folglich kannst du an allen vier Punkten ansetzen, um deine Selbstwirksamkeitserwartung zu steigern!

So erhöhst du deine Selbstwirksamkeit:

Punkt 1: Mache dir klar, was du im Leben schon alles geschafft hast: Worauf bist du stolz? Welche Hürden konntest du meistern, auch wenn es nicht leicht war? Welche Stärken und Kompetenzen hast du damals bewiesen und wie könntest du diese auch bei aktuellen Herausforderungen einsetzen?

Punkt 2: Suche dir Vorbilder! Wenn du vor einem Problem stehst, überlege dir, wen du kennst, der oder die ein ähnliches Problem schon einmal gelöst hat. Wie ist diese Person vorgegangen, was hat sie gemacht? Sprich sie an! Frage zum Beispiel nach Insider-Informationen, Erfahrungswerten, Besprechungsprotokollen oder Literaturempfehlungen. Auch unabhängig von Lösungsmustern für konkrete Herausforderungen können Vorbilder wertvolle Richtungsgeber sein. Welche Menschen bewunderst du besonders und warum? Welche Inspirationen und Impulse liefern sie dir für deinen eigenen Lebensweg?

Punkt 3: Erzähle deinen Liebsten von deinen Zielen: Bitte sie, dich auf dem Weg dorthin zu unterstützen, dir deine Stärken vor Augen zu führen und dich immer wieder zu ermutigen. Etwa durch eine Kurznachricht jeden Morgen: »Du schaffst das! Ich glaub' an dich!« Das mag dir lächerlich vorkommen, hilft aber tatsächlich. Probiere es aus!

Punkt 4: Nimm Stresssymptome achtsam wahr. Akzeptiere sie, anstatt sie zu verteufeln. Entspanne dich mit EASY RELAX, sobald du erste Anzeichen innerer Anspannung bemerkst. So kannst du deine Herausforderung viel leichter bewältigen. Trotzdem wirst du während der Abschlussprüfung, dem ersten Date oder dem Vorstellungsgespräch vermutlich nicht hundertprozentig tiefenentspannt sein. Doch keine Sorge, das ist auch gar nicht notwendig! Challenges lassen sich nämlich auch *mit* unangenehmen Empfindungen wie Angst und Nervosität meistern. Je bereitwilliger du sie annimmst, desto weniger Raum nehmen sie in deinem Leben ein.

Wissen to go
Das Impostor-Syndrom

Menschen mit dem Impostor- bzw. Hochstapler-Syndrom zweifeln so sehr an sich und ihren Fähigkeiten, dass sie fest daran glauben, nur aus Zufall erfolgreich zu sein. Nach ihrem Empfinden reicht ihr Können für die berufliche Position, die sie innehaben, gar nicht aus. Entsprechend leben sie in permanenter Angst, dass ihr Defizit eines Tages auffliegen und sie alles verlieren könnten. Die Angst wiederum spornt sie an und motiviert sie, Höchstleistung zu erbringen. Im Ergebnis ihres Tuns sehen die Betroffenen allerdings keinen Beweis für ihr Können. Im Gegenteil: Für sie wird die Kluft zwischen objektivem Erfolg und subjektiv empfundener Kompetenz immer größer, wodurch ihr Leidensdruck stetig wächst. Manchmal ist ihre Angst so groß, dass Herausforderungen aufgeschoben oder ganz vermieden werden, sodass Betroffene von vorneherein unter ihren Möglichkeiten bleiben. Es kann zu Ängsten, Depressionen und psychosomatischen Beschwerden wie Schlafstörungen, Kopfschmerzen oder Verdauungsproblemen kommen.[52]

Häufig liegen die Wurzeln des Problems – zumindest teilweise – in der Kindheit. Menschen, die bereits früh im Leben von ihren Eltern signalisiert bekommen, nichts zu können, nichts wert zu sein und sich Liebe und Anerkennung durch Leistung hart verdienen zu müssen, entwickeln mitunter einen starken Ehrgeiz gepaart mit Versagensängsten. Frauen sind tendenziell häufiger betroffen als Männer.[52] Als gefährdet gelten außerdem Kinder aus bildungsfernen Schichten, die den »Aufstieg« geschafft haben und beispielsweise als Erste in der Familie studieren.

Du findest dich im Impostor-Syndrom wieder? Dann mache dir zunächst klar: Deine Selbstzweifel spiegeln nicht die Realität. Sie mögen sich echt anfühlen, sagen in Wahrheit aber nichts über dein tatsächliches Können aus. Führe dir deine Erfolge vor Augen: Was hast du im Leben schon geschafft? Was im letzten Jahr, in diesem Monat, am heutigen Tag? Schreibe es auf! Hand aufs Herz: Wie wahrscheinlich ist es, dass all das auf Glück beruht?

Wechsle die Perspektive: Wie würdest du deine Leistungen beurteilen, wenn es nicht deine wären, sondern die einer Kollegin oder eines guten Freundes? Wie würdest du dein Gegenüber sehen? Hinterfrage auch, ob deine Erwartungshaltung realistisch ist: Kann es sein, dass du dir selbst deutlich mehr abverlangst als anderen? Misst du womöglich mit zweierlei Maß? Sprich mit deinen Liebsten über deine Ängste und Zweifel. Worin unterscheidet sich dein Selbstbild von dem Bild, das andere von dir haben? Auch ein Coaching kann Gold wert sein, um Selbstzweifel abzubauen.

Entwaffne deine inneren Antreiber!

Kennst du die Stimme in deinem Kopf, die dir in Stresssituationen immer wieder zuflüstert, dass du perfekt sein musst, dich beeilen sollst und nach außen bloß keine Schwäche zeigen darfst? Solche Glaubenssätze haben wir alle. Sie verkörpern Werte und Normen, die wir von klein auf verinnerlichen und von unseren Bezugspersonen übernehmen. Vielleicht hast du als Kind nur Anerkennung bekommen, wenn du »artig« warst. Vielleicht hast du gelernt, dass ein starker Junge nicht weint, oder bei schlechten Noten auf dein Taschengeld verzichten müssen. Solche Erfahrungen prägen ein Leben lang – im Guten wie im Schlechten.

Taibi Kahler, US-amerikanischer Psychologe, Autor und Kommunikationsberater, entwickelte inspiriert von der Transaktionsanalyse das Konzept der inneren Antreiber.[53] Diese verkörpern fünf Glaubenssätze, die in Stresssituationen besonders oft aktiviert werden: »Streng dich an!«, »Sei perfekt!«, »Sei schnell!«, »Sei stark!« und »Mach es allen recht!«

Die inneren Antreiber sind bei jedem Menschen unterschiedlich stark ausgeprägt. Je nachdem, welche Leitmotive und Bedürfnisse jemand hat, dominiert ein bestimmter Antreiber, laut Kahler der Primärantreiber.

Bei sehr leistungsorientierten Menschen ist dieser häufig »Streng dich an!«, »Sei perfekt!« oder »Sei schnell!«, bei Personen mit großem Autonomiebedürfnis »Sei stark!« und bei Personen mit starkem Anschlussmotiv »Mach es allen recht!«

Menschen mit ausgeprägtem Streng-dich-an-Antreiber sind meist leidenschaftlich und engagiert bei der Sache, stets bemüht, Verbesserungsmöglichkeiten und kreative Lösungen zu finden. Allerdings kann es leicht passieren, dass sie ihre psychischen und körperlichen Grenzen missachten, bis irgendwann ein Burn-out droht.

Menschen mit starkem Sei-perfekt-Antreiber arbeiten penibel akkurat, um bloß keine Fehler zu machen. Manchmal ist genau das notwendig, etwa als Ärztin bei einer Operation. Im Alltag kann Perfektionismus aber leicht zu zwanghaftem Verhalten ausarten und es erschweren, Aufgaben zügig und pragmatisch zu Ende zu bringen. Dann kann es sein, dass unnötig viel Zeit in nebensächliche Details fließt oder dass Herausforderungen gänzlich vermieden werden, um Misserfolgen aus dem Weg zu gehen.

Diejenigen, bei denen »Sei schnell!« das Motto der Stunde ist, sind fix und entscheidungsfreudig. Ihr hohes Arbeitstempo geht jedoch oft auf Kosten der Qualität und kann zu vorschnellen Entschlüssen, unüberlegtem Handeln und purem Chaos führen.

Menschen mit ausgeprägtem Sei-stark-Antreiber sind tendenziell unabhängig, selbstständig und durchsetzungsfähig. Gleichzeitig tun sie sich schwer damit, Gefühle zuzulassen, Schwäche zu zeigen und bei Schwierigkeiten Hilfe anzunehmen.

Hervorragende Teamplayer sind schließlich jene, die es allen recht machen wollen: Flexibel und unkompliziert ordnen sie sich den Wünschen anderer unter. Gleichzeitig schrecken sie davor zurück, für eigene Interessen einzustehen und Streitthemen proaktiv anzusprechen, weswegen sie selbst oft zu kurz kommen und Konflikte ungelöst bleiben.

Wie du siehst, hat jeder Antreiber sowohl Vor- als auch Nachteile. Problematisch wird es, wenn er dich so sehr unter Druck setzt, dass er dein Leistungspotenzial nicht beflügelt, sondern hemmt.

Lösen kannst du diesen Druck durch sogenannte »Erlauber«. Das sind Glaubenssätze, die dem Antreiber entgegenstehen und ihn hierdurch abschwächen. Nützliche Erlauber beim Streng-dich-an-Antreiber sind beispielsweise »Ich darf Spaß bei meiner Arbeit haben!« oder »Es darf auch leicht gehen!« Den Sei-perfekt-Antreiber entkräftigen können Erlauber wie »Ich darf Fehler machen!« oder »Achtzig Prozent sind gut genug!« Passende Erlauber beim Sei-schnell-Antreiber sind »Ich darf mir Zeit nehmen!« oder »Ich darf Pausen machen!« Der Sei-stark-Antreiber lässt sich durch »Ich darf Gefühle zeigen!« oder »Ich darf um Hilfe bitten!« abschwächen. Erlauber wie »Meine Bedürfnisse sind wichtig!« oder »Ich darf Nein sagen!« sind hilfreich, um dem Mach-es-allen-recht-Antreiber entgegenzuwirken.

IMPULS: Überlege einmal, welchen Primärantreiber du hast. Gehe hierzu dein Stresstagebuch durch: Welche Gedanken schießen dir in Stresssituationen typischerweise durch den Kopf und zu welchem Antreiber passen sie? Welche Vorzüge bringen diese Gedanken mit sich und welche Nachteile ergeben sich daraus? Durch welche Erlauber könntest du sie abschwächen? Notiere sie schriftlich und mache sie dir bewusst, nachdem du in Stresssituationen mit EASY RELAX entspannt hast.

Wissen to go

Das Transaktionale Stressmodell

Im sogenannten Transaktionalen Stressmodell beschreibt der US-amerikanische Psychologe Richard Lazarus die Bewertungsprozesse, die in Stresssituationen in Gang kommen und beeinflussen, wie wir uns fühlen und verhalten.[54]

Erstbewertung: Grundsätzlich können wir jede erdenkliche Situation als unwichtig, positiv oder gefährlich wahrnehmen. Nur Situationen, die wir für gefährlich halten, verursachen potenziell Stress. Hier ein Beispiel für eine Gefahrensituation: Angenommen, deine Chefin ruft am Vormittag an und bittet dich, kurzfristig für einen Kollegen einzuspringen und am Nachmittag seinen Vortrag zu halten. Wie bewertest du die Situation? Als Herausforderung, weil du endlich die Gelegenheit hast, über dein Herzensthema zu referieren? Als Bedrohung, weil du fürchtest, vor allen Zuhörenden dein Gesicht zu verlieren? Oder als Verlust, weil du dir eigentlich vorgenommen hattest, heute frühzeitig Feierabend zu machen und Eis essen zu gehen? Wie wir die Gefahrensituation interpretieren, beeinflusst, wie wir uns fühlen: motiviert bei einer Herausforderung, ängstlich bei einer Bedrohung und traurig bei einem Verlust.

Zweitbewertung: Im zweiten Schritt bewerten wir laut Lazarus unsere vorhandenen Ressourcen: Fühlst du dich dem Vortrag gewachsen oder zweifelst du daran, dich so kurzfristig ausreichend vorbereiten zu können? Wenn wir glauben, dass unsere Ressourcen nicht ausreichen, um die Situation zu bewältigen, geraten wir in Stress. Und weil sich Stress ziemlich mies anfühlt, ergreifen wir Gegenmaßnahmen, um ihn schnellstmöglich wieder loszuwerden.

Womöglich nutzt du die Zeit bis zum Vortrag zur Vorbereitung: Du sprichst mit erfahrenen Leuten aus dem Kollegenkreis, die mit dem Thema bestens vertraut sind, gehst die Folien durch oder checkst die Technik im Vortragsraum. All das sind Beispiele für problemorientierte Strategien, die, wie der Namen schon sagt, am Problem ansetzen. Alternativ könntest du die Zeit auch nutzen, um zu entspannen, eine Runde spazieren gehen und frische Luft schnappen oder dich mit Videoclips bei Youtube ablenken. Das wären emotionsorientierte Strategien, bei denen es mehr darum geht, mit den unangenehmen Gefühlen, die das Problem auslöst, klarzukommen. Welcher Weg der bessere ist, lässt sich pauschal nicht sagen, sondern hängt von der Situation und unseren persönlichen Werten und Zielen im Leben ab. Ein Mix aus beiden Strategien ist in vielen Fällen ideal.

Neubewertung: Im letzten Schritt bewerten wir die Situation auf Basis der gemachten Erfahrung neu. Diese Neubewertung beeinflusst, wie du mit zukünftigen Problemen dieser Art umgehen wirst: Wie nützlich war deine Strategie? War es sinnvoll, die Folien durchzugehen, oder betrachtest du den Aufwand im Nachhinein als vergeudete Energie? Hat es dir geholfen, dich mit Youtube-Clips abzulenken, oder bereust du es, dich nicht besser vorbereitet zu haben? Hast du beim Vortrag alle vom Hocker gehauen? Wenn das der Fall war, wirst du auf spontane Anfragen deiner Chefin von nun an wohl gelassener reagieren.

Fazit: Wie wir die Situation wahrnehmen, unsere Ressourcen einschätzen und unsere Lösungsversuche bewerten, beeinflusst, was wir tun und wie wir es tun. Gedankliche Prozesse sind also ausschlaggebend dafür, wie wir mit Anforderungen im Alltag umgehen und ob uns diese stressen oder nicht.

Den Alltag clever gestalten: Wie du Stressfallen beseitigst

»Der Ziellose erleidet sein Schicksal – der Zielbewusste gestaltet es.«

Immanuel Kant, Philosoph

Mithilfe bestimmter Strategien können wir den Alltag geschickt so gestalten, dass es gar nicht erst zu Stressfallen kommt. Etwa, indem wir effizienter arbeiten, klare Grenzen setzen, andere um Unterstützung bitten, unwichtige Dinge von der To-do-Liste streichen und uns Ziele stecken, die uns den eigenen Lebensträumen näher bringen. Wie das gelingen kann, erfährst du in diesem Kapitel.

Setze Grenzen!

Ob bei der Arbeit oder privat: Im hektischen Alltag prasseln von allen Seiten Anforderungen und Erwartungen auf uns ein. Eine Schlüsselkompetenz im Umgang mit Stress ist daher Grenzen zu setzen. Grenzen setzen bedeutet, für die eigenen Bedürfnisse einzustehen, sich selbst nicht zu viel aufzuhalsen und Nein zu sagen, wenn wir die Wünsche anderer nicht erfüllen können oder wollen. Oft fällt uns das schwer, weil wir Angst haben zu versagen, andere zu enttäuschen oder auf Ablehnung zu stoßen.

Mache dir daher klar: Du bist nicht für das Lebensglück der anderen verantwortlich und hast ein Recht darauf, Nein zu sagen! Nur wenn du gut für dich selbst sorgst, wirst du langfristig genügend Energie haben, um dich auch um andere zu kümmern. Für die eigenen Grenzen einzustehen, ist also keineswegs egoistisch.

So wird das Grenzensetzen leichter:

Schritt 1: Akzeptiere deine Limits! Gerade sehr wettbewerbs- und leistungsorientierte Menschen tun sich damit häufig schwer. Nur zu gern vergleichen wir uns mit anderen, die (vermeintlich) besser, schneller, effizienter, attraktiver oder erfolgreicher sind als wir. Da liegt es nahe, miteinander in Konkurrenz zu treten und die Warnsignale des eigenen Körpers einfach auszublenden. Natürlich spricht nichts dagegen, die eigenen Grenzen hier und da ein wenig auszuloten. Nur lassen sich diese nicht beliebig verschieben und in schwindelerregende Höhen katapultieren. Wenn du dauerhaft über dein Limit gehst, nimmt deine Leistung nicht zu, sondern ab, bis schlimmstenfalls ein Burn-out droht. Die Einsicht, nicht in allen Lebensbereichen genauso leistungsfähig sein zu können wie andere, ist daher fundamental wichtig.

Schritt 2: Analysiere, wann du dazu neigst, deine Grenzen zu überschreiten, anstatt für dich einzustehen. In welchen Situationen sagst du Ja, denkst aber Nein? Wie oft tust du Dinge nur aus Höflichkeit oder Pflichtgefühl, obwohl dir eigentlich nicht danach ist? Gehe hierzu dein Stresstagebuch durch.

Schritt 3: Überlege, wie du in solchen Situationen zukünftig deutlicher Grenzen setzen könntest. Spiele die einzelnen Szenarien durch und überlege genau, was du sagen oder tun wirst.

Schritt 4: Übe, Grenzen zu setzen. Das Ganze ist eine Fertigkeit, genau wie EASY RELAX. Fange klein an, indem du zunächst bei einer harmlosen Gelegenheit einen Wunsch oder eine Bitte höflich, aber konsequent ablehnst (oder durchsetzt), ohne dich umstimmen zu lassen. Bleibe freundlich, aber bestimmt, auch wenn du auf Widerstand stößt.

Schritt 5: Ziehe Bilanz! Konntest du dich durchsetzen? Welche positiven Folgen hatte das? Wie hat dein Gegenüber reagiert? Achtung vor emotionalen Fehlschlüssen: Unangenehme Gefühle sind kein Indiz dafür, dass der oder die andere genauso empfunden hat wie du. Auch wenn das Neinsagen anfangs ungewohnt für dich ist, sind die negativen Folgen meist viel harmloser als befürchtet. Oft reagieren andere durch und durch verständnisvoll oder zeigen sich nur kurzfristig enttäuscht oder verärgert. Durch freundliches, aber bestimmtes Auftreten signalisierst du, dass du selbstbewusst bist und nicht alles mit dir machen lässt. Nicht selten führt das sogar zu mehr Anerkennung und Respekt.

Schritt 6: Bleibe am Ball und taste dich langsam an schwierigere Situationen heran, in denen es dir schwerer fällt, deine Grenzen zu verteidigen. Je häufiger du im Alltag für dich und deine Bedürfnisse einstehst, umso routinierter wirst du. Und umso mehr steigt deine Selbstwirksamkeitserwartung an.

#read more: »Glaub an dich!«, Seite 99.

Grenzen setzen kannst du auch, indem du deine Erreichbarkeit einschränkst bzw. bewusst gestaltest. Plane zum Beispiel feste Zeiträume für Besprechungen ein und beende diese pünktlich. Schalte dein Smartphone nach Feierabend aus, deaktiviere Push-Nachrichten und checke deine E-Mails nur gelegentlich, anstatt immer und überall auf Abruf zu sein. So gewinnst du Autonomie und Freiräume zurück, die du für persönliche Prioritäten nutzen kannst.

Versuche außerdem, dir bei Schwierigkeiten Hilfe zu holen. Viele Menschen fürchten, anderen zur Last zu fallen oder Schwäche zu zeigen, wenn sie um Unterstützung bitten. Dabei wirkt ein offener Umgang mit Problemen oft besonders nahbar und authentisch. Indem du anderen die Chance gibst, dir zu helfen, signalisierst du: Ich vertraue dir und schätze dein Tun.

Sich Hilfe zu holen und zu delegieren, bedeutet auch, die Kontrolle abzugeben. Andere Menschen arbeiten anders und machen eventuell mehr Fehler als du. Aufgaben abzugeben, kann sogar aufwendiger sein, als sie schnell selbst zu erledigen, schließlich musst du zunächst jemanden fragen, einweisen und anleiten. Gerade bei langfristigen Vorhaben und Aufgaben, die immer wieder anfallen, zahlt sich der Aufwand aber aus.

Es mag widersprüchlich klingen, aber die Fähigkeit zur Selbstbehauptung ist auch der Schlüssel zu innigen Beziehungen. Denn sozial kompetent zu sein, heißt nicht, sich anderen bedingungslos unterzuordnen – im Gegenteil: Sozial kompetenten Menschen gelingt es, sich anderen gegenüber freundlich, zugewandt und empathisch zu verhalten, gleichzeitig aber auch für sich und die eigenen Bedürfnisse einzustehen.

Wer keine Grenzen setzen kann, erlebt Beziehungen zu anderen schnell als einengend und bedrückend und tut sich schwer damit, eine wirklich enge Bindung einzugehen. Nicht selten ziehen Betroffene die Notbremse, wenn andere ihnen »zu nahe« kommen, weil sie sich zunehmend fremdbestimmt fühlen oder sich immer mehr über Dinge ärgern, die sie sich nicht trauen, offen anzusprechen. Selbst kleine Konflikte schwelen hierdurch so lange, bis sie irgendwann unerträglich werden. Ein plötzlicher und abrupter Kontaktabbruch bis hin zu Ghosting kann die Folge sein.

Wer sich selbst verbiegt, kann außerdem nicht authentisch sein, was sich erstens schlecht anfühlt und zweitens unnahbar auf andere wirkt. Wie würdest du es finden, wenn dein Gegenüber zu allem Ja sagt, in Wahrheit aber Groll dagegen hegt? Vermutlich anstrengend und verunsichernd, denn so weißt du nie, woran du bist und wie er oder sie wirklich zu dir steht. Authentisch und offen zu sein, verkörpert also wichtige Werte, nämlich Ehrlichkeit und Fairness. Und die wiegen im Zweifel schwerer als oberflächliche Harmonie.

Fazit: Sich selbst zu behaupten, steht innigen Beziehungen nicht im Weg. Nein, es vertieft sie sogar!

Pflege deine Beziehungen!

Der Mensch ist ein Gemeinschaftstier! Als Baby sind wir auf die Fürsorge anderer angewiesen und ohne diese nicht überlebensfähig. Unser Bedürfnis nach Bindung und Gemeinschaft ist urmenschlich und hält ein Leben lang an. Entsprechend gehören soziale Beziehungen zu den größten Ressourcen im Umgang mit Stress. Sie stiften Rückhalt und Geborgenheit und sind ein wichtiger Quell emotionaler, informationaler und praktischer Unterstützung.

Auf emotionaler Ebene zählt weniger die Anzahl, sondern mehr die Qualität zwischenmenschlicher Beziehungen. Entscheidend ist, im Kontakt mit anderen ganz man selbst sein zu können und sich angenommen zu fühlen. Vor allem in Krisenzeiten kommt es darauf an, zumindest eine Bezugsperson zu haben, die für die eigenen Ängste und Nöte ein offenes Ohr hat. Probleme lassen sich durch Reden nicht unbedingt in Luft auflösen. Doch schon die Möglichkeit, sich einem Menschen mitzuteilen, der aufmerksam zuhört und einfach da ist, schafft Erleichterung und spendet Halt. Gefühle lassen sich auf diese Weise besser verarbeiten und Gedanken ordnen. Darüber hinaus sind soziale Aktivitäten wichtig, um gemeinsam Schönes zu erleben und Genussmomente miteinander zu teilen, was wiederum die wechselseitige Bindung stärkt.

Wer gut vernetzt ist, kann sich außerdem Zugang zu Insider-Informationen aus erster Hand verschaffen: »Wer kennt jemanden, der jemanden kennt, der …?« Kontakte ersten, zweiten und dritten Grades liefern Lösungen für Probleme aller Art. Sie verraten uns, wo Traumjob und Wunschwohnung zu finden sind, welche Versicherung wirklich etwas taugt oder wer im Krankheitsfall kompetente Hilfe leisten kann. Ideal sind Kontakte auch, um gemeinsame Lösungen zu erarbeiten, Meinungen auszutauschen und verschiedene Standpunkte zu diskutieren.

Doch damit nicht genug: Wenn es hart auf hart kommt, bieten Familie, Freundes- und Kollegenkreis praktischen Support: Sie packen beim Umzug an, passen auf die Kinder auf und halten uns den Rücken frei, wenn Berufliches und Privates kollidieren. Wer auf andere zählen kann, ist klar im Vorteil! Darum: Pflege deine Beziehungen! Sie sind Gold wert, um dein Wohlbefinden zu steigern und in turbulenten Zeiten nicht auszubrennen.

Natürlich ist es unwahrscheinlich, dass eine Person allein all deine Bedürfnisse und Erwartungen erfüllen kann. Vielmehr besetzen verschiedene Kontakte unterschiedliche Nischen: Mit dem Kollegen lässt sich vielleicht prima zusammenarbeiten, mit dem Partner Pferde stehlen und mit der Freundin über intime Probleme reden. Häng die Messlatte für einzelne Kontakte nicht zu hoch. Das nimmt Druck raus und erspart dir und anderen jede Menge Enttäuschungen.

1:1-Coaching: Strick dir dein soziales Netz

Schnapp dir ein Blatt Papier und schreibe in die Mitte deinen Namen. Zeichne dann ausgehend von deinem Netz Linien ein, mit denen du das Blatt wie ein Spinnennetz in unterschiedliche Zonen unterteilst. Jede Zone steht für einen Lebensbereich: Arbeit, Partnerschaft und Familie, Freundeskreis, Hobbys und Ehrenämter, Nachbarn und so weiter. Überlege dir, welche sozialen Kontakte und Beziehungen du pro Bereich hast. Zeichne für jede Person im jeweiligen Lebensbereich einen Kreis mit dem Namen oder den Initialen der Person ein. Je näher dir die Person steht, desto dichter sollte ihr Kreis an deinem Namen sein.

Nun betrachte dein soziales Netz als Ganzes: Welche Kontakte empfindest du als besonders positiv, unterstützend und kraftspendend? In welchen Situationen oder bei welchen Aktivitäten ist das der Fall? Wer bringt dich beispielsweise herzhaft zum Lachen und wer tröstet dich, wenn du traurig bist? Markiere diese Personen in unterschiedlichen Farben. Überlege im letzten Schritt, wie du die Beziehungen zu deinen »Kraftspendern« wieder auffrischen, weiter pflegen oder ausbauen könntest. Etwa durch eine Nachricht, einen Anruf, ein Kompliment oder eine Einladung zu einer gemeinsamen Unternehmung.

Definiere deine Werte!

Sinnhaftigkeit kann eine enorme Triebkraft entfalten. Wer das eigene Leben als sinnvoll empfindet und es bewusst nach persönlichen Werten ausrichtet, schafft es leichter, in stressigen Phasen den Kopf über Wasser zu halten. Besonders deutlich zeigt sich das bei Menschen, die Unvorstellbares ertragen mussten wie die Grauen der KZ-Haft während der Zeit des Nationalsozialismus. Studien zeigen, dass Überlebende, die hinterher zu guter körperlicher und psychischer Gesundheit zurückfanden, über eine entscheidende Ressource verfügten: Sie sahen in ihrem Dasein einen Sinn.[55]

Je gestresster wir sind, desto mehr verengt sich unser Blick, und kleine Ärgernisse gewinnen plötzlich an übergroßer Bedeutung. Oft verirren wir uns dann in den unzähligen Anforderungen des Alltags und verlieren das Wesentliche aus den Augen. In diesem Fall ermöglicht ein Perspektivwechsel, die Dinge wieder in die rechte Relation zu bringen und zu erkennen, was wirklich wichtig und was nebensächlich ist.

1:1-Coaching: Anleitung zur Sinnfindung

Diese Vorstellungsübungen helfen dir dabei, deinen Blickwinkel zu verändern und dir Klarheit über deine wichtigsten Werte und Lebensziele zu verschaffen:

Über Nacht kommt ein **Zauberer**, der all deine Probleme in Luft auflöst. Am nächsten Morgen wachst du auf, nichts ahnend, was passiert ist: Woran erkennst du als Erstes, dass alles in Butter ist? Was ist jetzt anders und wie fühlt sich das an? Woran bemerkt dein Umfeld, dass über Nacht ein Wunder geschehen ist?

Du liegst auf dem **Sterbebett** und blickst auf dein Leben zurück: Welche Dinge willst du getan, welche Träume verwirklicht haben? Was sollte in deinem Leben unbedingt passiert sein, damit du am Ende zufrieden sagen kannst: Ich habe mein Leben gut gelebt und es so geführt, dass es stimmig für mich war?

Du steigst in eine **Zeitmaschine** und reist in die Zukunft. Von dort schaust du dir dein Leben in 10, 20, 30 Jahren an, nachdem in der Zwischenzeit alles ideal verlaufen ist. Wie sieht dein Alltag jetzt aus, wo stehst du beruflich und privat? Wie viel Raum nehmen einzelne Bereiche wie Arbeit, Freizeit, Familie und Freunde in deinem Leben ein?

Ganz gleich, ob deine Vorstellung realisierbar ist oder nicht: An ihr erkennst du, welche grundlegenden Werte du hast und wonach du im Inneren deines Herzens strebst. Lebst du in deiner Zukunftsvision in Saus und Braus? Dann ist dir Materielles vermutlich wichtig. Hast du es zu Ruhm und Ehre gebracht? Dann scheinen Status und Erfolg bedeutsam zu sein. Genießt du den Tag im Kreise deiner Liebsten? Dann sind dir Beziehungen lieb und teuer. Anhand der Übung erkennst du auch, welche Bereiche aktuell zu kurz kommen. Wenn du nonstop arbeitest, obwohl dir Familienzeit am Herzen liegt, könntest du bewusst mehr Quality-Time mit deinen Liebsten einplanen.

Erschaffe eine Vision deiner Zukunft!

Werte und Visionen sind fern und abstrakt. Um das Leben nach ihnen auszurichten, ist es wichtig, sie greifbar zu machen. Das kannst du mit einem Vision-Board tun. Ein Vision-Board ist eine Collage aus Texten und Bildern, die deine Träume für die Zukunft bildlich darstellt. Die Visualisierung hilft dir, deine Lebensziele zu manifestieren, und so Projekte, Ereignisse und Menschen in dein Leben zu ziehen, die dich deiner Vision immer näher bringen.

Vision-Board: So geht's!

Schritt 1: Entscheide, auf welche Zeitspanne sich dein Vision-Board beziehen soll, etwa ein Jahr, zwei Jahre oder fünf Jahre. Schreibe die Visionen auf, die du für diese Zeitspanne hast. Lass deiner Fantasie freien Lauf und notiere alles, was dein Herz höherschlagen lässt, ungeachtet deiner Zweifel und möglicher Hindernisse. Um nichts Wesentliches zu vergessen, gehe einzelne Lebensbereiche nach und nach durch, etwa: 1. Liebe, Partnerschaft und Familie, 2. Fitness, Gesundheit und Entspannung, 3. Ausbildung und Beruf, 4. Finanzen, 5. Wohnen, 6. Freizeit und gesellschaftliches Engagement.

Schritt 2: Sammle Ideen und Bilder, um dein Vision-Board zu gestalten. Deiner Kreativität sind dabei keine Grenzen gesetzt. Alles ist erlaubt, was deine Träume anschaulich macht: Schlagworte, Zitate, Texte, Fotos, Grafiken oder selbst gemalte Bilder. Die Materialien kannst du dir aus Zeitungen und Magazinen zusammensuchen oder aus dem Internet und sie dann ausdrucken. (Natürlich lässt sich ein Vision-Board auch gleich digital erstellen.) Ordne die Materialien den einzelnen Lebensbereichen zu.

Schritt 3: Wähle einen passenden Untergrund für dein Vision-Board aus, zum Beispiel einen Pappkarton, eine Pinnwand oder Holztafel. Ordne die Materialen darauf an und mache dich daran, deine Collage final zu gestalten.

Schritt 4: Hänge oder stelle dein Vision-Board auf – an einem Ort, an dem du täglich bist, sodass du dir deine Träume immer wieder vor Augen führen kannst.

Stecke dir Ziele!

Um deine Vision wahr werden zu lassen, hilft es, Ziele zu formulieren und den Weg dorthin in einzelne Etappen zu unterteilen. Wo stehst du aktuell und wo willst du einmal sein? Welchen kleinsten nächsten Schritt kannst du gehen, um deiner Vision ein winziges Stückchen näher zu kommen?

Schreibe deine Ziele auf. Einzelne Lebensbereiche kannst du hierfür wieder nacheinander durchgehen.

Je **SMART**er du ein Ziel formulierst, desto besser kannst du es erreichen. SMARTe Ziele sind **s**pezifisch, **m**essbar, **a**ttraktiv, **r**ealistisch und zeitlich **t**erminiert: Lege genau fest, was du bis wann erreichen willst. Schreibe also nicht »Ich bewerbe mich mal auf Stellen«, sondern »Diese Woche schicke ich die erste Bewerbung raus«. Studien zeigen: Je spezifischer ein Vorsatz, desto höher die Wahrscheinlichkeit, ihn auch in die Tat umzusetzen.[56] Bei einem konkret gesteckten Ziel lässt sich das in der Regel gut messen. Am Wochenende könntest du beispielsweise prüfen, ob du die Bewerbung tatsächlich verschickt hast oder nicht.

Ganz wichtig: Setze dir zunächst ein kleines Ziel, das du erfolgreich erreichen kannst. Das spornt dich an und motiviert dich zu mehr. Zu ambitionierte Ziele sind oft so abschreckend, dass wir gar nicht erst ins Tun kommen oder vorschnell frustriert alles hinschmeißen. Auch große Visionen und Lebensziele lassen sich in Etappen einteilen: Selbst der weiteste Weg beginnt mit dem ersten Schritt. Und dann kommt der zweite, dritte, vierte, und so weiter.

Und schließlich sollte dein Ziel attraktiv sein. Was möchtest du erreichen, wo willst du hin? Fokussiere dich auf die Lösung, nicht auf das Problem. Setze dir kein »Weg-von«-, sondern ein »Hin-zu«-Ziel. Nimm dir also nicht vor »Ich vertrödle weniger Zeit mit meinem Smartphone«, sondern »Diese Woche entspanne ich jeden Abend mit EASY RELAX«. Verdeutliche dir immer wieder, warum dein Ziel erstrebenswert ist und welche positiven Folgen es langfristig haben wird, zum Beispiel, indem du dein Vision-Board betrachtest und spürst, wie schön es sich anfühlt, wenn du an deine Träume denkst.

Setze Prioritäten!

Nur wenn du weißt, wo du hinwillst, kannst du dich zwischen den unzähligen Optionen im Alltag entscheiden und die Dinge priorisieren, die dich deinem Lebensglück langfristig näher bringen. Beim Prioritätensetzen geht es darum, weniger Energie mit Unwichtigem zu verschwenden, sodass mehr Raum für das bleibt, was wirklich zählt.

Das sogenannte Eisenhower-Prinzip kann dir dabei helfen. Du kannst es nutzen, um Aufgaben in A-, B-, C- und D-Prioritäten einzuteilen und zwar anhand von zwei Dimensionen: Wichtigkeit und Dringlichkeit. Benannt wurde das Zeitmanagement-Tool nach dem US-amerikanischen General Dwight D. Eisenhower, der von 1953 bis 1961 Präsident der Vereinigten Staaten war.

A-Prioritäten sind Dinge, die sowohl wichtig als auch dringlich sind. Beispielsweise deine Bachelorarbeit, die du zeitnah abgeben musst, um dein Studium abzuschließen.

B-Prioritäten sind Aufgaben, die zwar wichtig, aber nicht dringlich sind, etwa die private Altersvorsorge. Diese mag notwendig sein, damit du von deiner Rente später einmal leben kannst, muss aber nicht heute oder morgen eingetütet werden.

Zu den **C-Prioritäten** gehören To-Dos, die dringlich, aber unwichtig sind und sich daher delegieren lassen. Etwa ein Anruf oder Brief, den du nicht zwingend persönlich beantworten musst.

Übrig bleibt alles, dessen Beachtung pure Zeitverschwendung wäre: **D-Prioritäten**, die weder wichtig noch dringlich sind, wie der Newsletter im E-Mail-Postfach. Du kannst diesen getrost löschen und am besten dauerhaft abbestellen.

Plane deine Zeit!

Ein cleveres Zeitmanagement hilft dir dabei, das Wichtige effizient zu tun, also mit möglichst wenig Einsatz möglichst viel zu erreichen. Geschickte Planung spart nicht nur Zeit und Energie, sondern schafft auch Sicherheit und Orientierung: Was habe ich schon geschafft, wo stehe ich gerade und welcher Schritt kommt als Nächstes? Das entlastet und reduziert Stress.

So gelingt Zeitmanagement leichter:

- Führe eine To-do-Liste, auf der du alle Aufgaben notierst, sobald dir diese in den Sinn kommen. Das wirkt befreiend: Was du schriftlich festhältst, kannst du gedanklich loslassen, sodass das Abschalten (z. B. am Feierabend) leichter wird.
- Plane, wann du welche Dinge tun wirst. Führe hierzu einige Tage lang Protokoll und beobachte, zu welchen Tageszeiten du am leis-

tungsfähigsten bist: Am frühen Morgen, kurz nachdem du mit frischem Schwung am Schreibtisch Platz genommen hast? Am späten Vormittag, wenn dein Betriebssystem warm werden und vollständig hochfahren konnte? Oder blühst du erst zu später Stunde so richtig auf, während der Rest der Welt längst im Bett ist? Erledige die wichtigen Dinge zuerst und zwar während deiner Prime-Time. Einfache Routinen lassen sich in der Regel auch dann erledigen, wenn wir weniger leistungsfähig sind, etwa im Mittagstief oder kurz vor Feierabend.

- Plane ausreichend Zeitpuffer ein – und zwar mindestens ein Drittel on top! Vieles dauert länger als gedacht, weil sich Hürden auftun, etwas dazwischenkommt oder wir den Aufwand schlicht unterschätzt haben. Das verursacht Stress, und der wiederum führt dazu, dass unsere Leistungsfähigkeit noch weiter sinkt. Wenn du von vornherein genügend Luft einplanst, vermeidest du, dass du später in Zeitnot gerätst und die Stressfalle zuschnappt. Je mehr Puffer, desto besser. Um ein besseres Gespür für deine Zeitplanung zu bekommen, halte von Zeit zu Zeit einmal inne und vergleiche: Wie viel Zeit hast du vorher eingeplant und wie lange hat das Ganze tatsächlich gedauert?
- Checke regelmäßig, wo du aktuell stehst: Wie weit bist du auf dem Weg zum Ziel schon gekommen? Was hast du schon geschafft? Hake alle erledigten Aufgaben gut sichtbar auf deiner To-do-Liste ab. Das schafft Erfolgserlebnisse. Prüfe außerdem, was noch aussteht und ob du weiterhin im Zeitplan bist. Je früher du Engpässe identifizierst, desto mehr Spielraum bleibt dir, um deine Planung anzupassen. Indem du rechtzeitig eine Kollegin um Unterstützung bittest, eine Fristverlängerung beantragst oder Nebensächlichkeiten noch konsequenter aus deinem Alltag streichst …

Lerne – ein Leben lang!

Stress entsteht, wenn uns der Alltag überfordert und unsere Kompetenzen übersteigt. Folglich können wir den Stresspegel senken, indem wir unsere Kompetenzen erhöhen. Mit diesem Buch tust du genau das: Du lernst, dich mit EASY RELAX bei allerersten Stresssymptomen blitzschnell intensiv zu entspannen. Doch natürlich sind Kompetenzen noch weiter gefasst: Neben Strategien zur Stressbewältigung gehören Alltagswissen, berufliche Fähigkeiten und Erfahrungswerte dazu.

Je mehr du lernst und weißt, desto breiter ist dein Repertoire an möglichen Problemlösestrategien, die du in herausfordernden Situationen anwenden kannst. Viele Aufgaben kannst du so schneller und effizienter lösen, was deinem Zeitmanagement geschickt in die Hände spielt.

Bekanntlich lernen wir in der Schule und in der Ausbildung. Auch hinterher gibt es mannigfaltigen Support: Zum Beispiel könntest du einen Workshop buchen, um dir neues Wissen anzueignen. Doch oft genügt es schon, andere kurz um Rat zu bitten oder Lösungen für Probleme ganz einfach zu googeln. Sowohl für alltägliche Dinge (Knopf annähen, Fahrrad flicken, Wand streichen …) als auch für fachspezifische Anliegen (z. B. im Job) finden sich online umfassende Informationen und Schritt-für-Schritt-Anleitungen inklusive Videotutorials, etwa auf einschlägigen Portalen wie Youtube. Diese Form des Coachings geht schnell und kostet (meist) nichts.

Optimal aufgestellt bist du, wenn du nicht nur auf vorhandene Probleme reagierst, sondern schon frühzeitig diejenigen Kompetenzen erwirbst, die du später einmal brauchen wirst. So bist du auf persönliche Herausforderungen, etwa den neuen Job, und äußere Veränderungen wie zukünftige Trends in deiner Branche gut vorbereitet und beugst Stress vor.

Lernen bedeutet zwar kurzfristig mehr Aufwand, zahlt sich langfristig aber aus: Denke an eine stumpfe Säge: Auch die würdest du zunächst schärfen, ehe du einen großen Baum damit fällst. Genauso verhält es sich im Alltag. Anstatt riesige Tabellen und Verzeichnisse weiterhin von Hand zu erstellen, macht es Sinn zu lernen, wie man das Ganze automatisiert und dafür entsprechende Software nutzt.

IMPULS: Mit welchen Anforderungen bist du im Alltag konfrontiert? Welche Stärken und Kompetenzen bringst du schon mit und wo siehst du noch Entwicklungspotenzial? Welche zusätzlichen Skills würden dir dabei helfen, deine Aufgaben in Zukunft noch leichter zu bewerkstelligen?

Das Job-Demand-Control-Modell: Warum Handlungsspielräume wichtig sind

Handlungsspielräume sind notwendig, damit wir bestimmte Strategien zur Stressbewältigung überhaupt anwenden können. Wenn keinerlei flexibler Radius besteht, weil jeder Arbeitsschritt kleinteilig vorgegeben ist, wird es schwierig, Prioritäten zu setzen, zu delegieren, Nein zu sagen und so weiter. Das Job-Demand-Control-Modell bringt es auf den Punkt.[57] Es wurde 1979 vom US-amerikanischen Soziologen Robert Karasek entwickelt und nimmt an, dass unser Wohlbefinden im Job von zwei Dingen abhängt: den Anforderungen (im Englischen »demands«) und unseren Handlungsspielräumen (im Englischen »control«).

Bei schwierigen Aufgaben, Zeitdruck, endlosen Terminserien und viel Verantwortung sind die Anforderungen hoch, was wiederum unser Befinden beeinträchtigt. Weite Handlungsspielräume haben wir, wenn wir die Arbeit mitgestalten können und beispielsweise selbst entscheiden dürfen, woran wir wann, wie und wo arbeiten. Im Gegensatz zu hohen Anforderungen wirken sich weite Handlungsspielräume positiv auf unser Befinden aus. Problematisch wird es im Job, wenn hohe Anforderungen auf enge Handlungsspielräume treffen. In diesem Fall sind uns die Hände gebunden, sodass wir der Belastung von außen überfordert und hilflos gegenüberstehen. Das verursacht Stress. Gesundheitliche Beeinträchtigungen wie Depressionen können die Folge sein.

Karaseks Modell wurde wissenschaftlich vielfach bestätigt und später zum Job-Demand-Control-Support-Modell erweitert.[58-61] Nach und nach kristallisierte sich nämlich heraus, dass noch ein weiterer Faktor im Arbeitskontext entscheidend ist: die soziale Unterstützung. In stressigen Zeiten von anderen nicht im Stich gelassen zu werden, kann Belastungen deutlich abfedern, auch wenn die Anforderungen hoch und die Handlungsspielräume gering sind.

#read more: »Pflege deine Beziehungen!«, Seite 111.

IMPULS: Wie viele Spielräume hast du aktuell im Alltag? An welchen Stellschrauben könntest du drehen, um deinen Aktionsradius zu erweitern? Hier ein paar Anregungen: Unwichtiges weglassen oder (wenn möglich) delegieren. Effizienter werden, indem du deine Leistungskurve ausschöpfst, regelmäßig Pausen machst und mit EASY RELAX entspannst. Meetings streichen und rechtzeitig anfangen, Dinge in Angriff zu nehmen, die getan werden müssen. So schaffst du Flexibilität, ohne von Deadlines und Terminen fremdbestimmt zu sein.

Erfreulicherweise haben Freiheit und Flexibilität im Job zugenommen. Ein Trend, der weiter anhält. Die New-Work-Bewegung verändert die Arbeitswelt, sodass (noch) mehr Handlungsspielräume entstehen, etwa durch flexible Zeitmodelle, Remote-Arbeit und gewachsene Optionen, sich persönlich weiterzuentwickeln und zu entfalten. Hierdurch werden Strukturen geschaffen, die es leichter machen, berufliche Tätigkeiten an die eigenen Bedürfnisse und Werte anzupassen.

Durch Spielräume reduziert sich Stress allerdings nicht von allein. Wer im Homeoffice planlos in den Tag startet, fühlt sich schnell überfordert. Wer versäumt, Aufgaben rechtzeitig anzugehen, gerät leicht in Stress. Und wer die Arbeit niemals unterbricht, brennt irgendwann aus. Je mehr Freiheit wir haben, desto mehr Verantwortung tragen wir auch – für die Arbeit und für uns selbst. Fallen Strukturen und Vorgaben weg, müssen wir selbst entscheiden, wann wir was tun. Wir müssen erkennen, wenn unser Körper Pausen braucht und diese dann machen. Nur wenn uns das gelingt, lässt der Stress nach. Stressmanagement ist heute relevanter denn je!

Fazit: Damit Spielräume nicht zur Falle, sondern zur Bereicherung werden, brauchen wir Kompetenzen. Ein Rüstzeug, um den Alltag zu managen, unsere Bedürfnisse wahrzunehmen und Stress zu bewältigen. Ein solches Rüstzeug gibt dir EASY RELAX an die Hand. Die Technik hilft dir, Stresssymptome frühestmöglich zu erkennen, um wirksam gegenzusteuern. Damit du körperlich und mental in Balance bleibst, ein positives Mindset entwickelst und hierdurch deine Chancen nutzen und deine Träume verwirklichen kannst.

Burn-out: Wenn nichts mehr geht

»Ein Mensch sagt – und ist stolz darauf – er geh in seinen Pflichten auf. Bald aber nicht mehr ganz so munter, geht er in seinen Pflichten unter.«

Eugen Roth, Lyriker

Als Burn-out bezeichnet man einen Zustand vollständiger emotionaler, geistiger und körperlicher Erschöpfung. In den 1970er-Jahren wurde der Begriff vom US-amerikanischen Psychologen Herbert Freudenberger geprägt, um das Phänomen des Ausgebranntseins bei Personen in »helfenden« Berufen (z. B. Krankenhaus-, Pflege- und Lehrpersonal) zu beschreiben. Personen in Care-Berufen sind besonders gefährdet, prinzipiell kann ein Burn-out aber jede und jeden treffen.

Ein Burn-out ist keine eigenständige Diagnose einer psychischen oder körperlichen Erkrankung. Im internationalen Klassifikationssystem für Krankheiten (ICD-11) wird er als Problem in Verbindung mit Berufstätigkeit oder Arbeitslosigkeit aufgeführt. Allerdings kann ein Burn-out auch bei privater Überforderung eintreten, etwa bei starker Beanspruchung durch die Kindererziehung oder häusliche Pflege von Angehörigen.

Ausgebrannt: Welche Symptome auftreten

Die möglichen Symptome sind vielfältig, lassen sich aber grob in drei Kategorien einteilen:

Emotionale Erschöpfung: Das Leitsymptom eines Burn-outs ist ein Zustand tiefer emotionaler oder körperliche Erschöpfung. Betroffene fühlen sich müde, schwach, antriebslos und leicht reizbar.

Depersonalisierung: Ausgebrannte Personen verspüren eine innere Distanz zur Arbeit und zu anderen Menschen am Arbeitsplatz, etwa dem Kollegen-, Kunden- und Patientenkreis. Äußern kann sich das durch Gleichgültigkeit, Negativität, Groll und Zynismus.

Erleben von Misserfolg: Betroffene haben das Gefühl, trotz ihrer großen Anstrengung nicht viel erreichen oder bewirken zu können. Die eigene Leistung scheint den Anforderungen von außen immer weniger gerecht zu werden. Sie nehmen ihr Verhalten zunehmend als ineffektiv und erfolglos wahr, bis sie die eigenen Fähigkeiten und die Sinnhaftigkeit ihres Tuns irgendwann gänzlich infrage stellen.

Ähnliche Symptome treten übrigens bei einem Bore-out (aus dem Englischen »bore«, »sich langweilen«) auf, der infolge von Unterforderung entstehen kann.

Wie ein Burn-out entsteht

Wie viele andere psychische Probleme auch, entsteht ein Burn-out nicht über Nacht, sondern entwickelt sich schleichend über Wochen, Monate oder Jahre. Daher ist es wichtig, frühe Anzeichen zu erkennen, um gezielt gegensteuern zu können. Freudenberger teilte den Prozess in verschiedene Entwicklungsphasen ein, deren Abfolge individuell allerdings stark variiert. Sprich, ein Burn-out kann, muss aber nicht auf folgende Art und Weise entstehen: Anfangs haben Betroffene den Drang, sich selbst und anderen etwas zu beweisen. Sie »brennen« für ihren Job, streben danach, Höchstleistungen zu bringen, und sind gewillt, selbst unrealistisch hohe Erwartungen zu erfüllen. Entsprechend überarbeiten sie sich und vernachlässigen ihre Bedürfnisse und sozialen Kontakte außerhalb der Arbeit. Innere Probleme und Konflikte werden ignoriert und verleugnet. Die Betroffenen ziehen sich immer mehr zurück. Sie fühlen sich zunehmend wertlos, ängstlich und sich selbst und der Welt entfremdet, da sie nunmehr wie eine Maschine funktionieren. Ein Gefühl der inneren Leere setzt ein, das Betroffene zunächst häufig zu überspielen versuchen. Der Burn-out gipfelt schließlich in einem Zustand intensiver Erschöpfung, Gleichgültigkeit und Hoffnungslosigkeit, der zu einem vollständigen psychischen und körperlichen Zusammenbruch führen kann.

Wer ist gefährdet?

Nicht alle Menschen laufen gleichermaßen Gefahr, bei Überlastung einen Burn-out zu erleiden. Besonders anfällig sind Personen mit geringem Selbstvertrauen und starkem Perfektionsstreben, die glauben, wenig Einfluss auf ihr eigenes Leben zu haben, und sich von anderen fremdbestimmt fühlen. Viele Betroffene streben nach Harmonie und meinen, es allen recht machen zu müssen und andere nicht enttäuschen zu dürfen. Entsprechend fällt es ihnen schwer, Probleme frühzeitig anzusprechen, sich abzugrenzen und Nein zu sagen, wenn ihr Arbeitspensum zu viel wird.

Charakteristisch ist, dass Betroffene ein Ungleichgewicht zwischen den Arbeitsanforderungen und der eigenen Leistung erleben. Durch zu viele Aufgaben und Termine, Zeitdruck, geringe Gestaltungsspielräume, mangelnde Kommunikation und fehlende soziale Unterstützung fühlen sie sich chronisch überfordert und haben das Gefühl, zunehmend die Kontrolle zu verlieren. Die Folge: Sie strengen sich noch mehr an und brennen hierdurch immer weiter aus.

Burn-out und Depression – beides dasselbe?

Im Gegensatz zum Burn-out handelt es sich bei einer Depression um eine offiziell anerkannte Erkrankung mit klar definierten Diagnosekriterien. Betroffene leiden unter gedrückter oder trauriger Stimmung, Interessensverlust oder Freudlosigkeit, vermindertem Antrieb und leichter Ermüdbarkeit. Weitere Anzeichen sind ein vermindertes Selbstwertgefühl, Konzentrationsschwierigkeiten, Selbstvorwürfe oder Schuldgefühle, Unruhe, Schlafstörungen, Appetitlosigkeit und Suizidgedanken oder -handlungen. Von einer depressiven Episode spricht man, wenn die Symptome für zwei Wochen oder länger anhalten.

Die Symptome sind bei einem Burn-out ähnlich, beziehen sich aber vorwiegend auf die Arbeit, während sie bei einer Depression alle Lebensbereiche betreffen. Auch die Behandlung unterscheidet sich: Bei den ersten Anzeichen eines Burn-outs können Schlaf und Urlaub wichtig sein, um für Erholung zu sorgen und ein weiteres Ausbrennen zu verhindern. Im Gegensatz dazu können sich Depressionen durch Urlaub und vermehrten Schlaf mitunter verschlimmern: Gewohnte Strukturen und Routinen fallen im Urlaub weg, wodurch die Symptome häufig zunehmen. Bei der Depressionstherapie wird der Schlaf oft bewusst reduziert, da sich die depressive Verstimmung hierdurch tendenziell abschwächt. Abzuklären, ob ein Burn-out oder eine Depression vorliegt, ist folglich wichtig, um vorhandene Beschwerden wirksam behandeln zu können.

Betroffen! Was nun?

Betroffene ignorieren die ersten Warnsignale eines Burn-outs oft – weil sie diese nicht erkennen oder nicht wahrhaben wollen. Nicht selten ackern sie immer weiter, bis sie schließlich vollständig erschöpft sind und nichts mehr geht.

In schweren Fällen kann dann eine stationäre Therapie notwendig sein, bei der verschiedene Ansätze kombiniert werden, darunter Einzel- und Gruppenpsychotherapie, Achtsamkeits- und Entspannungstraining, Bewegung, Biofeedback und Ergotherapie. Während der Behandlung reflektieren Betroffene ihre persönlichen Verhaltensmuster und erlernen, neue Strategien einzusetzen, um Konflikte und Probleme am Arbeitsplatz oder zu Hause zu lösen. Ein wesentliches Ziel besteht darin, bisherige Lebensregeln wie »Ich muss perfekt sein!« oder »Ich muss es allen recht machen!« kritisch zu hinterfragen und durch hilfreichere Leitsätze zu ersetzen, etwa: »Ich darf Fehler machen!« oder »Ich darf andere enttäuschen, auch wenn es mir schwerfällt!«

Solltest du dich ausgebrannt fühlen und erste Anzeichen eines Burn-outs bei dir vermuten, hole dir professionelle Unterstützung! Je früher, desto besser. Deine Hausarztpraxis kann ein erster Kontakt sein und dir weiterführende Anlaufstellen an die Hand geben. Auch im Internet findest du Informationen zu Hilfsangeboten und Therapiemöglichkeiten, zum Beispiel auf www.therapie.de.

Deine EASY-RELAX-TOOLS: Vorlagen und How-Tos

Gleich loslegen mit EASY RELAX

Hier findest du Vorlagen, um dir deine EASY-RELAX-Tools selbst zu erstellen und in deinem Alltag mit ihnen zu arbeiten.

Datum	Uhrzeit Beginn	Uhrzeit Ende	Anspan-nung (0–100)	Körperliche Anzeichen	Gedanken	

Dein Stresstagebuch

Mache mindestens einmal am Tag einen Eintrag in deinem Stresstagebuch, entweder am Abend oder direkt, nachdem die jeweilige Stresssituation aufgetreten ist. Nutze pro Stresssituation eine separate Zeile und schätze dein Anspannungsniveau auf einer Skala von 0 = tiefenentspannt bis 100 = maximal angespannt ein.

	Gefühle	Wo oder wer?	Was ist passiert?	Anmerkung	Ø Anspannung an diesem Tag

Dein Entspannungstagebuch

Notiere hier, wann du welche Übung gemacht hast, wie gestresst du vor und wie entspannt du nach der Übung warst und wie lange du gebraucht hast, um in den entspannten Zustand zu kommen. Vermerke auch, wenn Schwierigkeiten oder Probleme bei der Übung aufgetreten sind. Schätze dein Anspannungsniveau auf einer Skala von 0 = tiefenentspannt bis 100 = maximal angespannt ein.

Datum	Uhrzeit	Übung	Anspannung vorher (0–100)	Entspannung nachher (0–100)	Dauer bis zur Entspannung	Anmerkung

Dein Quick-Relax-Tagebuch

Führe täglich eine Strichliste und ergänze jedes Mal einen Strich, wenn du die Blitzentspannung durchgeführt hast. Zähle am Ende des Tages alle Striche zusammen und beurteile, wie sehr du dich mit der Blitzentspannung im Schnitt entspannen konntest und wie lange du dafür durchschnittlich gebraucht hast. Schätze dein Anspannungsniveau auf einer Skala von 0 = tiefenentspannt bis 100 = maximal angespannt ein.

Datum	Strichliste	Anzahl	Ø Entspannung nachher (0–100)	Ø Dauer bis zur Entspannung	Anmerkung

Dein EASY-RELAX-Tagebuch

Mache jedes Mal, nachdem du in einer Stresssituation mit EASY RELAX entspannt hast, einen Eintrag im EASY-RELAX-Tagebuch. Schätze dein Anspannungsniveau auf einer Skala von 0 = tiefenentspannt bis 100 = maximal angespannt ein.

Datum	Situation & erste Symptome	EASY RELAX (ja/nein)	Anspannung vorher (0–100)	Entspannung nachher (0–100)	Dauer bis zur Entspannung	Anmerkung

Referenzen und Literaturtipps

1 Öst, L.-G. Applied Relaxation: description of a coping technique and review of controlled studies. *Behaviour Research and Therapy* **25**, 397–409 (1987).

2 Techniker Krankenkasse: *Entspann dich, Deutschland! – TK-Stressstudie 2021.* Techniker Krankenkasse (2021).

3 LeMoult, J. *et al.* Meta-analysis: exposure to early life stress and risk for depression in childhood and adolescence. *Journal of the American Academy of Child & Adolescent Psychiatry* **59**, 842–855 (2020).

4 Danese, A. & J Lewis, S. Psychoneuroimmunology of early-life stress: the hidden wounds of childhood trauma? *Neuropsychopharmacology* **42**, 99–114 (2017).

5 Bunea, I. M., Szentágotai-Tătar, A. & Miu, A. C. Early-life adversity and cortisol response to social stress: a meta-analysis. *Translational Psychiatry* **7**, 1–8 (2017).

6 Schumann, M., Marschall, J., Hildebrandt, S. & Nolting, H.-D. *Gesundheitsreport 2022*. Storm, H., DAK-Gesundheit (2022).

7 Nilges, P. & Essau, C. Die Depressions-Angst-Stress-Skalen: Der DASS – ein Screeningverfahren nicht nur für Schmerzpatienten (Originalien). *Der Schmerz* **29**, 649–657 (2015).

8 Kaluza, G. *Gelassen und sicher im Stress*. Springer (2007).

9 Arntz, A. Cognitive therapy versus applied relaxation as treatment of generalized anxiety disorder. *Behaviour Research and Therapy* **41**, 633–646 (2003).

10 Hoyer, J. *et al.* Worry exposure versus applied relaxation in the treatment of generalized anxiety disorder. *Psychotherapy and Psychosomatics* **78**, 106–115 (2009).

11 Öst, L.-G. & Breitholtz, E. Applied relaxation vs. cognitive therapy in the treatment of generalized anxiety disorder. *Behaviour Research and Therapy* **38**, 777–790 (2000).

12 Flückiger, C. *et al.* The relative efficacy of bona fide cognitive behavioral therapy and applied relaxation for generalized anxiety disorder at follow-up: A longitudinal multilevel meta-analysis. *Journal of Consulting and Clinical Psychology* **90**, 339–352 (2022).

13 Eustis, E. H., Hayes-Skelton, S. A., Roemer, L. & Orsillo, S. M. Reductions in experiential avoidance as a mediator of change in symptom outcome and quality of life in acceptance-based behavior therapy and applied relaxation for generalized anxiety disorder. *Behaviour Research and Therapy* **87**, 188–195 (2016).

14 Öst, L.-G. Applied relaxation in the treatment of panic disorder. *Cognitive Behaviour Therapy* **17**, 111–124 (1988).

15 Öst, L.-G. & Westling, B. E. Applied relaxation vs cognitive behavior therapy in the treatment of panic disorder. *Behaviour Research and Therapy* **33**, 145–158 (1995).

16 Öst, L.-G., Westling, B. E. & Hellström, K. Applied relaxation, exposure in vivo and cognitive methods in the treatment of panic disorder with agoraphobia. *Behaviour Research and Therapy* **31**, 383–394 (1993).

17 Jansson, L., Jerremalm, A. & Ost, L. Follow-up of agoraphobic patients treated with exposure in vivo or applied relaxation. *The British Journal of Psychiatry* **149**, 486–490 (1986).

18 Öst, L.-G., Jerremalm, A. & Jansson, L. Individual response patterns and the effects of different behavioral methods in the treatment of agoraphobia. *Behaviour Research and Therapy* **22**, 697–707 (1984).

19 Osberg, J. W. The effectiveness of applied relaxation in the treatment of speech anxiety. *Behavior Therapy* **12**, 723–729 (1981).

20 Clark, L. A. & Watson, D. Distress and fear disorders: an alternative empirically based taxonomy of the 'mood' and 'anxiety' disorders. *British Journal of Psychiatry* **189**, 481–483 (2006).

21 Öst, L., Jerremalm, A. & Johansson, J. Individual response patterns and the effects of different behavioral methods in the treatment of social phobia. *Behaviour Research and Therapy* **19**, 1–16 (1980).

22 Öst, L.-G., Sterner, U. & Fellenius, J. Applied tension, applied relaxation, and the combination in the treatment of blood phobia. *Behaviour Research and Therapy* **27**, 109–121 (1989).

23 Chang-Liang, R. & Denney, D. R. Applied relaxation as training in self-control. *Journal of Counseling Psychology* **23**, 183–189 (1976).

24 Beukes, E. W., Andersson, G., Fagelson, M. A. & Manchaiah, V. Dismantling internet-based cognitive behavioral therapy for tinnitus. The contribu-

tion of applied relaxation: A randomized controlled trial. *Internet Interventions* **25**, 100402 (2021).

25 Arif, M., Sadlier, M., Rajenderkumar, D., James, J. & Tahir, T. A randomised controlled study of mindfulness meditation versus relaxation therapy in the management of tinnitus. *The Journal of Laryngology & Otology* **131**, 501–507 (2017).

26 Andersson, G., Lundström, P. & Ström, L. Internet-Based Treatment of Headache: Does Telephone Contact Add Anything? *Headache: The Journal of Head and Face Pain* **43**, 353–361 (2003).

27 Ström, L., Pettersson, R. & Andersson, G. A controlled trial of self-help treatment of recurrent headache conducted via the Internet. *Journal of Consulting and Clinical Psychology* **68**, 722–727 (2000).

28 Trautmann, E. & Kröner-Herwig, B. A randomized controlled trial of Internet-based self-help training for recurrent headache in childhood and adolescence. *Behaviour Research and Therapy* **48**, 28–37 (2010).

29 Lisspers, J. & Öst, L.-G. Long-term follow-up of migraine treatment: Do the effects remain up to six years? *Behaviour Research and Therapy* **28**, 313–322 (1990).

30 Mitchell, K. A psychological approach to the treatment of migraine. *British Journal of Psychiatry* **119**, 533–534 (1971).

31 Andersson, G., Johansson, C., Nordlander, A. & Asmundson, G. J. Chronic pain in older adults: a controlled pilot trial of a brief cognitive-behavioural group treatment. *Behavioural and Cognitive Psychotherapy* **40**, 239–244 (2012).

32 Gustavsson, C. & von Koch, L. Applied relaxation in the treatment of long-lasting neck pain: a randomized controlled pilot study. *Journal of Rehabilitation Medicine* **38**, 100–107 (2006).

33 Linton, S. J. & Götestam, K. G. A controlled study of the effects of applied relaxation and applied relaxation plus operant procedures in the regulation of chronic pain. *British Journal of Clinical Psychology* **23**, 291–299 (1984).

34 Spence, S. H., Sharpe, L., Newton-John, T. & Champion, D. Effect of EMG biofeedback compared to applied relaxation training with chronic, upper extremity cumulative trauma disorders. *Pain* **63**, 199–206 (1995).

35 Strong, J., Cramond, T. & Maas, F. The effectiveness of relaxation techniques with patients who have chronic low back pain. *OTJR: Occupation, Participation and Health* **9**, 184–192 (1989).

36 Kemani, M. K. *et al.* Efficacy and cost-effectiveness of acceptance and commitment therapy and applied relaxation for longstanding pain. *The Clinical Journal of Pain* **31**, 1004–1016 (2015).

37 Bastani, F., Hidarnia, A., Kazemnejad, A., Vafaei, M. & Kashanian, M. A randomized controlled trial of the effects of applied relaxation training on reducing anxiety and perceived stress in pregnant women. *Journal of Midwifery & Women's Health* **50**, e36-e40 (2005).

38 Carlbring, P., Björnstjerna, E., Bergström, A. F., Waara, J. & Andersson, G. Applied relaxation: an experimental analogue study of therapist vs. computer administration. *Computers in Human Behavior* **23**, 2–10 (2007).

39 Hutchings, D. F., Denney, D. R., Basgall, J. & Houston, B. K. Anxiety management and applied relaxation in reducing general anxiety. *Behaviour Research and Therapy* **18**, 181–190 (1980).

40 Huhtela, O. S., Koivisto, N., Hägg, V. & Sipilä, K. Effectiveness of applied relaxation method vs splint in treatment of temporomandibular disorders in Finnish students. *Journal of Oral Rehabilitation* **47**, 123–131 (2020).

41 Maynard, I. W., Hemmings, B., Greenlees, I. A., Warwick-Evans, L. & Stanton, N. Stress management in sport: A comparison of unimodal and multimodal interventions. *Anxiety, Stress and Coping* **11**, 225–246 (1998).

42 Kische, H., Zenker, M., Pieper, L., Beesdo-Baum, K. & Asselmann, E. Applied relaxation and cortisol secretion: findings from a randomized controlled indicated prevention trial in adults with stress, anxiety, or depressive symptoms. *Stress* **25**, 122–133 (2022).

43 Beesdo-Baum, K., Kische, H., Zenker, M. & Asselmann, E. Ecological momentary assessment and Applied Relaxation: results of a randomized indicated preventive trial in individuals at increased risk for mental disorders. *Talk at the 52nd Congress of the German Psychological Society in Hildesheim, Germany* (2022).

44 Beesdo-Baum, K. *et al.* Efficacy of Applied Relaxation as Indicated Preventive Intervention in Individuals at Increased Risk for Mental Disorders: A Randomized Controlled Trial. *Behaviour Research and Therapy* **157**, 104162 (2022).

45 Kim, S., Park, Y. & Headrick, L. Daily micro-breaks and job performance: General work engagement as a cross-level moderator. *Journal of Applied Psychology* **103**, 772–786 (2018).

46 Bosch, C. & Sonnentag, S. Should I take a break? A daily reconstruction study on predicting micro-breaks at work. *International Journal of Stress Management* **26**, 378–388 (2019).

47 Liu, T.-Z. *et al.* Sleep duration and risk of all-cause mortality: a flexible, non-linear, meta-regression of 40 prospective cohort studies. *Sleep Medicine Reviews* **32**, 28–36 (2017).

48 Hayes, S. C., Strosahl, K. D. & Wilson, K. G. *Acceptance and commitment therapy: An experiential approach to behavior change*. Guilford Press (1999).

49 Soroka, S., Fournier, P. & Nir, L. Cross-national evidence of a negativity bias in psychophysiological reactions to news. *Proceedings of the National Academy of Sciences* **116**, 18888–18892 (2019).

50 Asselmann, E., Wittchen, H.-U., Lieb, R., Höfler, M. & Beesdo-Baum, K. Does low coping efficacy mediate the association between negative life events and incident psychopathology? A prospective-longitudinal community study among adolescents and young adults. *Epidemiology and Psychiatric Sciences* **25**, 171–180 (2016).

51 Bandura, A. Self-efficacy: toward a unifying theory of behavioral change. *Psychological Review* **84**, 191–215 (1977).

52 Bravata, D. M. *et al.* Prevalence, predictors, and treatment of impostor syndrome: a systematic review. *Journal of General Internal Medicine* **35**, 1252–1275 (2020).

53 Kahler, T. & Capers, H. The Miniscript. *Transactional Analysis Bulletin* **4**, 26–42 (1974).

54 Lazarus, R. S. & Folkman, S. *Stress, Appraisal, and Coping*. Springer Publishing Company (1984).

55 Dimsdale, J. E. The coping behavior of Nazi concentration camp survivors. *American Journal of Psychiatry* **131**, 792–797 (1974).

56 Hudson, N. W. & Fraley, R. C. Volitional personality trait change: Can people choose to change their personality traits? *Journal of Personality and Social Psychology* **109**, 490–507 (2015).

57 Karasek, R. A. Job demands, job decision latitude, and mental strain: Implications for job redesign. *Administrative Science Quarterly* **24**, 285–308 (1979).

58 Crawford, E. R., LePine, J. A. & Rich, B. L. Linking job demands and resources to employee engagement and burnout: a theoretical extension and meta-analytic test. *Journal of Applied Psychology* **95**, 834–848 (2010).

59 Gonzalez-Mulé, E., Kim, M. M. & Ryu, J. W. A meta-analytic test of multiplicative and additive models of job demands, resources, and stress. *Journal of Applied Psychology* **106**, 1391–1411 (2021).

60 Häusser, J. A., Mojzisch, A., Niesel, M. & Schulz-Hardt, S. Ten years on: A review of recent research on the Job Demand–Control (-Support) model and psychological well-being. *Work & Stress* **24**, 1–35 (2010).

61 Johnson, J. V. & Hall, E. M. Job strain, work place social support, and cardiovascular disease: a cross-sectional study of a random sample of the Swedish working population. *American Journal of Public Health* **78**, 1336–1342 (1988).

Mit 21-Tage-Programm: endlich geile Gewohnheiten entwickeln!

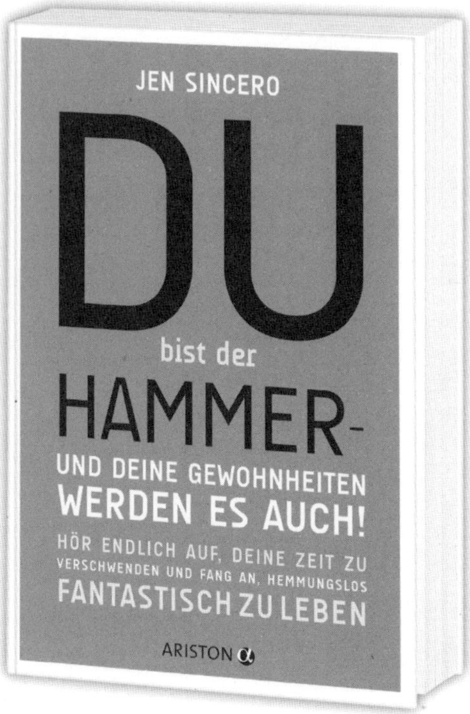

ISBN 978-3-424-20265-6

Die Schokolade ist zu verlockend, das Bett morgens zu warm und der Weg zum Sport einfach zu weit? Wenn Du spontan allem zugestimmt hast, ist es nachvollziehbar, dass Du Deine schlechten Gewohnheiten nicht ablegen kannst. Gewohnheiten werden nämlich maßgeblich von Deiner Einstellung geprägt – bis sie schließlich zu Automatismen werden. Aber: Es ist möglich, Dein Verhalten langfristig zu ändern und endlich alle Ziele zu erreichen, die Du Dir vornimmst! Abnehmen, beruflicher Erfolg oder mit dem Rauchen aufhören – Bestseller-Autorin Jen Sincero erklärt auf ihre unnachahmlich witzige und motivierende Weise, wie Du endlich das Leben führen kannst, das Du schon immer wolltest!

ARISTON